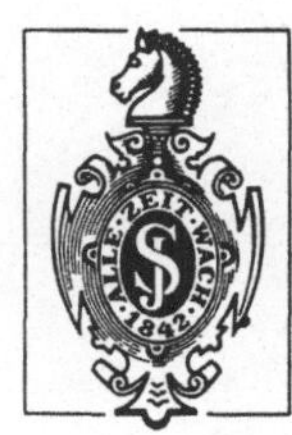

Gisela Eberlein

# Autogenes Training für Kinder

Springer-Verlag
Berlin Heidelberg New York Tokyo

Dr. Gisela Eberlein
Driescher Hecke 19
5090 Leverkusen

ISBN-13:978-3-540-15748-9     e-ISBN-13:978-3-642-70667-7
DOI: 10.1007/978-3-642-70667-7

CIP-Kurztitelaufnahme der Deutschen Bibliothek:
Eberlein, Gisela: Autogenes Training für Kinder / Gisela Eberlein.
- Berlin; Heidelberg; New York; Tokyo: Springer, 1985.
ISBN-13:978-3-540-15748-9



Satz: Fotosatz Service Weihrauch, Würzburg

2119/3321-543210

# Inhaltsverzeichnis


Vorwort . . . . . . . . . . . . . . . . . . . . VII

**Aufgaben und Ziele des autogenen Trainings aus medizinischer, psychologischer und pädagogischer Sicht** . . . . . . . . . . . . . . . . . . . 1
Gespräch . . . . . . . . . . . . . . . . . . . . 2
Organübungen . . . . . . . . . . . . . . . . . . . 3
Geschichten . . . . . . . . . . . . . . . . . . . 3
Angst und AT . . . . . . . . . . . . . . . . . . 6

**Autogenes Training aus der Sicht der Gesundheitsvorsorge** . . . . . . . . 8
Familie, Probleme, Konflikte . . . . . . . . . . . . . . . 9

**Durchführung des autogenen Trainings – Vorarbeit, Organisation, Technik –** . . . . . . . . . . . . . . . 10
Gesprächsberatung . . . . . . . . . . . . . . . . . 10
Hypnotest . . . . . . . . . . . . . . . . . . . . 10
Gruppengröße . . . . . . . . . . . . . . . . . . 10
Übungsort . . . . . . . . . . . . . . . . . . . . 10
Technik . . . . . . . . . . . . . . . . . . . . 11
Übungszeit . . . . . . . . . . . . . . . . . . . 12
Vorstellung des Trainings mit den Randaktivitäten . . . . . . . . . 12

**Übungen des autogenen Trainings** . . . . . . . . . . . . . . 13
Entspannungshaltung . . . . . . . . . . . . . . . . 13
Zurücknehmen . . . . . . . . . . . . . . . . . . 13
Die sieben Übungen des AT (Ruheerlebnis, Schwereübung, Wärmeübung, Atemübung, Herzübung, Bauchübung, Kopfübung) . . . . . . . . . 14

**Randaktivitäten** . . . . . . . . . . . . . . . . . . 21
Protokoll: Autogenes Training mit Kindern und Eltern . . . . . . . . 22
Entspannungsübungen für Kinder als Weg zum autogenen Training . . . . 25
Bewegung und Musik . . . . . . . . . . . . . . . . 26
Malen – Zeichnen – Kreativität . . . . . . . . . . . . . . 27
Das Spontanspiel als Weg zum autogenen Training . . . . . . . . 28

**Praxis der Selbsthypnose – Formelhafte Vorsatzhilfe** . . . . . . . . 30

**Hypnose im Kindesalter** . . . . . . . . . . . . . . . . 32

**Autogenes Training für ältere Kinder und Jugendliche** . . . . . . . . 33

Erfahrungsaustausch . . . . . . . . . . . . . . . . . . . 34
Müttertraining . . . . . . . . . . . . . . . . . . . . . 35

**Mein psychotherapeutischer Weg zum autogenen Training für jüngere Kinder** . . 36

**Suggestivtherapie bei Kleinkindern als ein Weg zum autogenen Training** . . . . 39
Einführung: Wie ich dazu kam, das AT bei jüngeren Kindern anzuwenden . . 39
Hypnotraining . . . . . . . . . . . . . . . . . . . . . . 40
Suggestivtherapie . . . . . . . . . . . . . . . . . . . . 40
Phantasiegeschichten und Märchen . . . . . . . . . . . . . . . . 41

**Autogenes Training – Anwendungsgebiete und Übungen** . . . . . . . . . 46
Nervosität, Unruhe, Schlafstörungen, Schmerzen – Ruheerlebnis . . . . . . 46
Motorische Unruhe – Schwereübung . . . . . . . . . . . . . . 48
Kreislaufstörungen – Wärmeübung . . . . . . . . . . . . . . . 48
Herzneurosen und Herzstörungen – Herzübung . . . . . . . . . . . 49
Asthma – Atemübung . . . . . . . . . . . . . . . . . . . 50
Störungen im Magen-Darm- und Urogenital-Bereich – Bauchübung . . . . . 53
Kopfschmerzen – Kopfübung, Stirnkühlung . . . . . . . . . . . . 57

**Autogenes Training bei Hautkrankheiten** . . . . . . . . . . . . . 58

**Autogenes Training bei Sprechhemmungen und Sprachbildungsstörungen** . . . . 61
Therapeutisches Programm . . . . . . . . . . . . . . . . . 61
Praxis . . . . . . . . . . . . . . . . . . . . . . . . 61

**Kassettenhilfe** . . . . . . . . . . . . . . . . . . . . . 69

**Lernanleitung zum autogenen Training** . . . . . . . . . . . . . 73

**Beispiel für ein spontan erfundenes Märchen:**
**„Der singende Seehund"** . . . . . . . . . . . . . . . . . . 79

**„Was möchtet Ihr denn?"** – Ein Beitrag zum autogenen Training
von Michael Eberlein . . . . . . . . . . . . . . . . . . . 82

**Literaturverzeichnis** . . . . . . . . . . . . . . . . . . . 95

# Vorwort

Das autogene Training gehört zu meinem Leben. Ich habe es Anfang der 50er Jahre bei I.H. Schultz, dem Berliner Nervenarzt und Begründer des AT, erlernt. Er machte mich mit den physiologisch-psychologischen Grundlagen vertraut. Ihm verdanke ich, daß ich diese Technik schon früh in meiner Praxis bei vegetativ gestörten Patienten einsetzen konnte.

Ab 1956 führte ich es bereits in der Gruppenarbeit – im Rahmen der Volkshochschule Leverkusen und ab 1960 informativ in der BRD – durch.

Bald kam die Frage nach der Anwendung des AT bei Kindern auf. Ich hatte in Berlin – in der Bayernallee – mit I.H. Schultz darüber ausführliche Gespräche. Er ermunterte mich, das AT bei Kindern anzuwenden, denn er bestätigte mir damals auch, daß das AT seinen Stellenwert an der Basis der Gesundheitserziehung hat.

Und ich hatte Erfolg – bei unruhigen, nervösen Kindern, aggressiv übersteuerten, kontaktarmen, psychosomatisch gestörten Kindern, bei allen, die sich nicht konzentrieren und daher nicht lernen konnten. Kinder mit funktionellen Organstörungen wurden ebenfalls angesprochen.

Trotz anfänglicher Bedenken bewährte sich das AT auch bei jüngeren Kindern, das ich hier situations- und altersgerecht anlegte – ich horchte in die Wünsche der Kinder hinein.

Meine Aufgabe, ihnen zu helfen, körperlich-seelisch gesunde Menschen zu werden, ließ mich nicht mehr los. Langsam aber stetig vollzog sich die Entwicklung des AT bei Kindern, das sich damals wie heute im Rahmen der Gesundheitsvorsorge und in der Therapie bewährt.

So entstand aus den Erfahrungen im Umgang mit Kindern nach 30jähriger Arbeit dieses Buch. Doch habe ich mich auch selbst eingebracht, da mir die Gesundheitsvorsorge bei Kindern – ausgehend vom AT – eine innere Aufgabe ist.

Allen, die aus diesem Buch für die Praxis des AT mit Kindern lernen, wünsche ich Freude am Gelingen.

Ihre *Gisela Eberlein*

# Aufgaben und Ziele
des autogenen Trainings aus medizinischer,
psychologischer und pädagogischer Sicht

Das AT ist als Methode der konzentrativen Selbstentspannung für Kinder geeignet.

Kinder aller Altersstufen, vor allem zwischen dem 8. und 12. Lebensjahr, sind – oft wachstumsbedingt – überreizt, nervös und damit den Forderungen ihres Alltags nicht gewachsen. Kommen häusliche und schulische Schwierigkeiten hinzu, dann kann man schon von Streß sprechen. Die Lern- und Konzentrationsfähigkeit ist beeinträchtigt. Häufig bringen Eltern ihre Kinder mit den Worten zum Arzt:

„Mein Sohn könnte der Beste in der Klasse sein, wenn er sich konzentrieren könnte." Oder:

„Meine Tochter lernt gut. Sie weiß zu Hause alles, aber in der Schule versagt sie, wahrscheinlich hat sie zuviel Angst."

Die in der Schule geforderten Leistungen, durch Klassenarbeiten und Zeugnisse belegt, sind ein Thema für die ganze Familie.

Haben nun Eltern selbst das AT erlernt, seine beruhigende und stärkende Wirkung an sich erfahren, so wünschen sie dies auch für ihre Kinder. Andere, die vom AT gehört haben, hoffen oft auf ein Wunder.

Ihnen muß man klarmachen, daß diese Technik keine Sensation und kein Wunder ist, sie kann „Lernen" nicht ersetzen, wohl aber Voraussetzungen für das Lernen schaffen.

Das gesunde Kind lernt dadurch in der Schule ruhig zu arbeiten, sich besser zu konzentrieren, um dann mit Freude die geforderte Leistung zu erbringen.

Ich führe die Kinder über die Alltagssituation in das AT ein. Man kann ihnen nicht einfach das AT für Erwachsene überstülpen. Vielmehr sollen die körperlichen und geistigen Entspannungsübungen situations- und altersgerecht erarbeitet, erlernt und angewendet werden.

Den Kindern, die wöchentlich einmal in meine Praxis kommen – meist für die Dauer eines Jahres – erkläre ich, was Spannung und Entspannung, Aufregung und Ruhe, Zerstreutheit und Sammlung bedeuten.

Immer wieder ergibt sich die Gelegenheit, die Symptome der Kinder derart anzusprechen, daß das Gesagte für sie evident wird. Sie selbst sprechen über ihre Erfolge und Mißerfolge im Alltag, über schulische und häusliche Schwierigkeiten, über ihre Lern- und Konzentrationsprobleme.

Ein Kind, das unter psychosomatischen Störungen leidet, also das verhaltensauffällige Kind, hat mit dem AT eine Lebenshilfe. Es kann sein Gleichgewicht und damit seine Gesundheit bewahren.

Vegetative Fehlreaktionen, nervös bedingte Schlafschwierigkeiten mit Ein- und Durchschlafstörungen können beseitigt werden.

Krankheiten aus dem psychosomatischen Formenkreis – Asthma, Allergien, Magen-Darm-Störungen, Koliken, Enuresis nocturna, Kopf- und Gliederschmerzen, Sprechhemmungen – lassen sich mit dem AT bessern und heilen aus. Eine mögliche Aufgabe für den Arzt ist es, hier die Praxis der Selbsthypnose einzusetzen, das heißt individuelle Hilfen, auch Konzentrationshilfen, zu entwickeln und in das AT einzubauen.

Die Kinder lernen zunächst die Wirkung der Ruhe – und damit die Erholung – kennen. Sie werden fortlaufend mit den Übungen des AT vertraut gemacht; mit der Ruhe-, Schwere-, Wärme-, Atem-, Herz-, Bauch- und Kopfübung.

Durch Gespräche, Bilder und Geschichten erfolgt vor Durchführung der Übungen eine Aufklärung über die Funktion der Organe und Organsysteme, die sie zu beeinflussen lernen. Dadurch sollen die Kinder eine Beziehung zu ihrem Körper bekommen und so die Möglichkeit einer Steuerung durch das AT erleben, den „Einfluß bei sich selbst" ausüben.

Das AT selbst wird mit seinen Übungen sachlich präzise eingesetzt.

Die Kinder üben in der Entspannungshaltung (im Sitzen oder Liegen), wobei sich nach meiner Erfahrung die Erfolge im Liegen besser einstellen.

Da es aber gerade bei Kindern darauf ankommt, vor Forderungen von Leistungen, z.B. vor Klassenarbeiten, schnell auf die Ruhe ab- und umzuschalten, sich zu erholen und aus dieser Erholung heraus wieder leistungsfähig zu sein, muß das AT immer wieder trainiert werden, damit die Übung schnell abläuft.

Der Begriff der Konzentration – etwas zu lernen, zu behalten, zu verarbeiten und wiederzugeben – wird den Kindern bewußt gemacht. Aufgrund dieser Einsicht gewinnen sie eine positive Einstellung und sind bereit, das AT zu erlernen.

Die einzelnen Stufen des AT werden wie beim Erwachsenen – allerdings in kindgerechter Form – vorgestellt und geübt.

## Gespräch

Die erste Erfassung des Kindes und seiner Schwierigkeiten erfolgt über das Gespräch, ein Gespräch, zu dem ich – wenn möglich – beide Elternteile hinzuziehe. Auf diese Weise bekomme ich meist einen Einblick in die Familiensituation.

Dieses Gespräch wird durch einen Brief, den ein Elternteil zwanglos an mich schreibt, unterbaut, in dem aus dem Leben des Kindes berichtet wird.

Ich gebe keine Fragebogen aus, so ist die Mutter nicht fixiert und hat Gelegenheit, sich „alles vom Herzen zu schreiben".

Auch ein Gespräch mit dem Kind geht voraus. Das AT sollte als persönliche Aufgabe und Hilfe verstanden werden. Es kommt zu einem Lerneffekt im psychischen Bereich, der Selbstvertrauen schafft und das Selbstbewußtsein stärkt, was sich in besseren Leistungen auswirkt. Darüber hinaus bekommt das Kind eine positive Einstellung zum Leben.

Mit älteren Kindern spreche ich zunächst allein, erst später ziehe ich die Eltern hinzu. Dabei muß ich mich auf das Kind einstellen und versuchen, durch wenige Fragen seine Situation im Alltag zu erkennen.

Das erste Gespräch mit dem Kind ist für die Schaffung einer Vertrauensbasis von größter Bedeutung. Hier sind manchmal sog. „Katalogfragen" angebracht, die kurz, knapp und persönlich beantwortet werden. „Was gab es Schönes in der letzten Woche? Hast du etwas Besonderes erlebt? Hast du eine schöne Blume oder einen Baum gesehen – welchen? Kannst du dich an etwas Besonderes erinnern? Welche Tiere hast du gern? Einen Hund, eine Katze? Hast du Geschwister? Spielst du mit ihnen? Woran denkst du am liebsten?«

Das sind Fragen, die aus der gegenwärtigen Situation sofort beantwortet werden und

Aufschluß über die Gedankenwelt der Kinder geben. Auch bilden sie die Brücke zum Vertrauen zwischen Kind und Therapeut.

Die schulische Situation ist heute oft Ursache nervöser Störungen und Fehlverhalten der Kinder. Wie dem auch sei, seit 1956 kommen immer mehr Kinder, und zwar vor allem im Alter von 6–12 Jahren, an der Hand ihrer Eltern in die Praxis: Nervosität, Schlafstörungen, Verspieltheit, Konzentrations- und Leistungsschwäche, oft in Verbindung mit übergroßer Angst – aber auch Kinder mit psychosomatischen Störungen oder Krankheiten wie Enuresus nocturna, Colitis ulcerosa, Nabelkoliken, Asthma, chronischen Kopfschmerzen und anderen Störungen.

Bei diesen Kindern setze ich – wie bei jüngeren Patienten auch – gern die Suggestivtherapie ein. Es muß allerdings eine sorgfältige Untersuchung durch den Kinder- oder Hausarzt vorausgehen.

Ich erkenne als Übungsleiter mögliche Belastungen, Angst und ihre Auswirkungen, und schon im Gespräch wird oft eine Basis für die Lösung der Hemmungen und Komplexe geschaffen. Die Kinder wissen bald, daß sie mir alles anvertrauen können, daß ich ihnen helfe.

## Organübungen

Dem Schulkind bietet das AT nicht nur die Möglichkeit, den täglichen Schwierigkeiten im persönlichen und schulischen Leben zu begegnen, sondern darüber hinaus wird auch der Biologieunterricht vertieft. In Gesprächen und Bildern erkläre ich bei der Durchführung der Übungen die Funktion der Organe und Organsysteme.

– Was ist Atmung? – Wie sieht die Lunge aus? – Wie arbeitet das Herz? – Was tun die Organe im Bauch? –

Die Kinder erfahren, daß sie mit dem AT ihren Körper beeinflussen können, deshalb wird ihnen auch die Funktion des vegetativen Nervensystems in kindgerechter, verständlicher Form vermittelt.

Die Atmung wird angesprochen: die Aufnahme von Sauerstoff aus der Luft bei der Einatmung, die Abgabe von $CO_2$, den Schlacken bei der Ausatmung sind Vorgänge, die ihnen bewußt werden.

Im Zusammenhang mit dem AT führe ich Atem- und Entspannungsübungen durch, die zur Harmonie von Körper und Seele führen, Verspannungen und Verkrampfungen lösen.

Sie empfinden bald, welche Verantwortung sie selbst haben, damit sie gesund bleiben. Auch lernen die Kinder, wieviel Blut der Mensch hat, wie es aussieht, wie das Blut durch den Körper läuft, wie es Sauerstoff aufnimmt und welche Aufgabe das Blut hat.

Sie bekommen einen ersten Eindruck von der Funktion des Herzens und des Kreislaufsystems.

Auch der „Bauch" – der bei manchen Kindern nervös reagiert – wird beruhigt. Deshalb stelle ich den jüngeren Kindern auch bildhaft die Funktion der Organe vor, mehr noch, ich habe ihnen Märchen auf Tonträger gesprochen.

## Geschichten

Phantasiereisen durch den Körper sind spannend. Auch schon jüngere Kinder empfinden, daß etwas in ihnen und an ihnen geschieht.

Sie begegnen den „Atemelfen" im Lungengebiet, die den Sauerstoff aus der Luft an das Blut weitergeben, der über die Blutkörperchen in den Körper transportiert wird.

Sie erleben das Märchen vom Herzen mit dem Tanz der Ballettmädchen in hellroten und dunkelroten Röckchen – wichtig für den Sauerstoffaustausch des Blutes.

Das Märchen vom Lebergebirge läßt erahnen, daß reine Wunder im Körper passieren. Hier heiratet der Fetttropfenkönig die schöne, schlanke Gallendame, die Gallolina. Beide fahren in einem Eiweißboot auf dem Fluß davon, begleitet von Eiweißelfen, die mit Hämoglobinen und Bilirubinen im Haar geschmückt sind.

Wichtig ist auch der Besuch im Denkzentrum, in dem die Energie fließt, durch die so viele Geschichten lebendig werden.

Diese märchenhaften, phantasievollen Beispiele erklären den Kindern Aufgaben und Funktionen der Organe. Damit spüren sie, daß etwas Besonderes in ihrem Körper vorgeht – nicht daß alle das Geschehen begreifen, jedoch wird die Ehrfurcht vor dem Leben in ihnen geweckt.

Ein Kind, das mit dem AT groß wird, ist frisch und froh, bereit für seine Aufgaben, und das wirkt sich positiv aus.

Auch sonst wende ich bei Kindern die spontan gefundene Phantasiegeschichte, auch Märchen an, um den Kontakt zu ihnen herzustellen und zu vertiefen. Dadurch kann ich in der Gruppenarbeit unauffällig auf die Probleme des Einzelnen eingehen, die ich als Übungsleiter kenne und die vorher besprochen wurden.

Mitfühlen, sich selbst zurückstellen, das Gute sehen und tun, mutig sein sind innere Forderungen, die gern erfüllt werden.

Oft kamen in den Phasen des AT, in denen das Märchen zu Hause war, den Kindern bekannte Geschichten vor. Die Kinder hatten phantastische Vorstellungen und konnten aus ihren Vorstellungen ein Rollenspiel gestalten.

Wie nun eine spontane Phantasiegeschichte, die der Beruhigung der Kinder dient, aussehen kann, erleben wir mit Annegret. Sowohl für das einzelne Kind wie für die Gruppe entfaltet sie ihre Wirkung und erfüllt ihre Aufgabe, ruhige Konzentration zu erreichen, die das Lernen erleichtert.

Es war dunkle Nacht und schon spät, als Annegret aus ihrem Bett aufstand und zum Fenster hinaussah. Der Mond schien in's Zimmer, ganz hell, und als sie zu ihm hinschaute, schien er sich zu bewegen, sogar zu nicken. Annegret glaubte, er sagte „Ja" zu dem Unternehmen, das sie schon immer vorhatte. Sie wollte den Mond besuchen, schaute sehnsüchtig zum Himmel, so, als ob etwas käme, was sie holen würde.

Im selben Augenblick sah Annegret eine Mondsichelstraße – Sichelboote – vor sich. Sie stieg neugierig in eine dieser Sicheln ein, rutschte herunter und im gleichen Schwung wieder herauf. Sie wußte nicht, wie weit es zum Mond war, und sie ließ sich fallen und wieder hochkommen, wobei jeder Mondsichelstrahl höher schwang und eine weitere Stufe zum Mond war. Sie befand sich in einem Zustand, als wäre sie ein Ball.

Als sie schon ein großes Stück des Sichelweges hinter sich hatte, kam ihr ein Sternroller entgegen. Sie setzte sich darauf, und mit ihm ging es nun bedeutend schneller bis zur zweiten Station. Hier wurde aus dem Sternenroller ein Auto, das selbständig fuhr. Annegret brauchte sich nur noch bequem hinzulegen. Da noch eine lange Strecke vor ihr lag, wurde sie müde und schlief ein.

Vollkommen ruhig, müde, gelöst und entspannt setzte sie in dem Schwungauto ihren Weg fort. Danach erhielt sie ein Himmelsflugzeug. Mit diesem schoß sie raketenartig auf den Mond zu, der seine Mondtore schon zum Empfang geöffnet hatte.

Endlich war sie auf dem Mond. Wie zauberhaft sah die Welt aus. Die Erde konnte sie als blau-silbern schimmernde Kugel erkennen. Der Mond selbst wurde von hellem Licht erleuchtet. Dann sah Annegret auch die Berge, die steil abfallenden Hänge und schließlich auch den Mondsee, auf dem die Wunderente Luna schwamm.

Sie dachte zu dem Mondsee hin und befand sich im nächsten Augenblick schon am Wasser. Es schimmerte in allen Farben – rot, grün, gelb, blau, violett, viele Pastellfarben gingen ineinander über – und aus dem leicht bewegten Wasser stieg nun die Mondfee. Sie sagte: „Hier in diesem See befindet sich der Mondkönig. Er kann sich aber nicht bewegen, weil eine Krake ihn gefangen hält. Er strebt danach, herauszukommen, um sein Reich – den Mond – zu übernehmen. Wärst du bereit, ihn zu erlösen? Er wartet schon lange."

„Ja", sagte Annegret ohne zu zögern und war bereit, in den Mondsee hineinzutauchen. „Dazu brauchst Du einen goldenen Ball und einer Wundertauchbrille, damit Du sehen kannst, und auch eine Blume, mit der Du den Weg zum König finden kannst", sagte die Mondfee.

Alles wurde Annegret übergeben, und sie wollte ihre Aufgabe erfüllen. Die Blume zeigte ihr im Wasser den Weg. Mit der Brille konnte sie so gut sehen, daß sie den König in der Ferne erkannte. Sie schwamm zu ihm hin. Da aber schoß aus einem Versteck die Krake auf sie zu. Annegret warf ihr schnell den goldenen Ball zu. Im gleichen Augenblick war die verzauberte Krake aufgelöst, verschwunden. An ihrer Stelle stand die leuchtende Mondkönigin. Sie löste die Fesseln, mit denen der König an dem Mondfelsen angekettet war. Sie und der König waren frei.

Dann konnten sie alle drei zusammen auftauchen. Annegret war glücklich darüber, daß sie den König und die Königin gerettet hatte. Das ganze Mondgebirge hallte wider von Gesängen der Mondelfen und frohen Klängen der Mondhörner.

Zum Abschied schenkte ihr der Mondkönig einen Zauberstein – und Annegret wußte es schon, es war der „Stein der Konzentration".

*Der Sinn der Geschichte.* Annegret, ein intelligentes Mädchen, litt unter Konzentrationsstörungen und damit unter Leistungsschwäche. Sie traute sich nichts zu, war stets voller Angst, dadurch unsicher und unfrei.

In diesem Märchen erfährt Annegret eine Bestätigung ihrer Person. Sie hat etwas Gutes getan, denn sie hat die bösen Kräfte besiegt. Das macht ihr Mut und stärkt das Selbstvertrauen. Mutig, sicher, frei und froh – das war der Vorsatz, mit dem sie eine Hilfe für die Schule, für zu Hause und damit für ihr Leben hatte.

Solch eine Phantasiegeschichte, in verschiedenen Formen modifiziert, erreicht die Kinder und macht sie sicher. Aus ihrem Gemüt steigen innere Kräfte auf, die eine Bestätigung ihres Wesens sind. Die Geschichten, in denen oft Abenteuer zu bestehen sind, fordern Mut und Entschlossenheit.

So ist das AT von der Erlebnisfähigkeit des Kindes her betrachtet, die erste Form einer grundlegenden Gesundheitserziehung, die mit oder ohne Geschichte – durch Gespräche eingeleitet – durchgeführt wird. In der Gruppe erfolgt die Ergänzung durch Bewegungsspiele, durch Malen und Zeichnen, Musikerleben und dergleichen mehr – für das Verständnis des Kindes wesentlich. Alles dies dient der Befreiung von Zwängen, Hemmungen und damit der Entwicklung der Persönlichkeit. Die Kinder gewinnen Abstand zu ihren kleinen Sorgen, zum Tag, erfahren Beruhigung und sind fähig, sich über die Vorstellung konzentrativ ruhig einzustellen.

Hier folgt dann der Einbau der Vorsatzhilfe über das ‚Es', das „steuernde Prinzip".

„Ich schaffe *es*", das ist ein Ausdruck der Lebensfreude, der für die Gesundheit unentbehrlich ist und sich auf die ganze Familie positiv auswirkt.

„Mutig, sicher, frei und froh schaffe ich *es*" ist ein Vorsatz bei Kindern, der sinnvoll immer wieder durch die Konzentration vertieft werden sollte und die Leistung erhöht.

Gesund, froh – diese beiden Worte beinhalten das Ausrufungszeichen einer glücklichen Kindheit, zu der das AT beiträgt.

## Angst und AT

Ein Hauptgrund der Kinder für eine Teilnahme am AT ist Angst.

In unserer technisch perfektionierten Zeit leiden Kinder besonders unter Angst. Sie sind nervös, vielfach aggressiv übersteuert, kontaktarm und schlafen schlecht. Sie haben Schwierigkeiten im Elternhaus, in der Familie, in der Schule. Sie haben Angst, oft bedingt durch Streß. Wenn man AT mit Kindern durchführt, weiß man, daß etwa 70% dieser Kinder Angst haben – Angst vor allem und jedem, Angst, die sich zu Hause, besonders aber in der Schule auswirkt. Sie haben Angst vor Klassenarbeiten, vor Mitschülern, Angst die geforderte Leistung nicht zu erbringen. Manche haben Angst davor, in der Klasse an der Tafel zu stehen. Sylvia sagte alles, was sie wisse, falle ihr dort nicht mehr ein.

Solche Situationen sind bedrückend, erzeugen Hemmungen, verunsichern, machen Kinder und Eltern krank. Hier klären Kontaktgespräche mit Lehrern und Eltern oft die Hintergründe auf.

Mit der richtigen Vorsatzformel, der Programmierung, läßt sich meistens der „Angstberg" überwinden, auch die übersteuerte Aggression, die körperlich und seelisch zu Störungen führt.

Damit wächst die Bereitschaft zum Lernen, zur Konzentration und dadurch zu einem positiven Verhalten.

Hauptursache der Fehlsteuerungen ist die Angst, die oft so stark ausgeprägt ist, daß man sie als „Angstneurose" bezeichnen kann. Sie zu erkennen ist wichtig, um ihr zu begegnen.

Die Schulangst beinhaltet meist Angst vor dem Versagen, vor Lehrern, vor Klassenarbeiten oder auch vor Mitschülern.

Angst hatte auch Gerlinde, 12 Jahre. Sie wurde jeden Morgen von den Mitschülern geschlagen – warum, wußte sie nicht. Sie war anders als die übrigen Kinder, litt unter Kontaktschwäche. Gerlinde hatte Angst vor allem und jedem, deshalb zog sie sich immer mehr zurück. Sie malte gern, und so drückte sie dies in ihren Bildern aus. Fast immer waren es Pferde, denen man begegnete. Sie hatte Reitunterricht seit vielen Jahren, und Pferde waren ihre Freude. Auf den Bildern konnte man niemals einen Menschen entdecken. Sie stellte allenfalls eine Leiter an das Pferd, die der Mensch besteigen sollte – sehen konnte man ihn aber nicht.

Ihre Mutter erfuhr erst von den Angstzuständen ihrer Tochter, als diese sie eines Tages nach einem „Panzerhemd" fragte. Da erst stellte sie die vielen blauen Flecke am Körper ihrer Tochter fest und erfuhr, was das Kind erlebte.

Der Vater erkundigte sich sofort, ob das AT helfen könne.

Nachdem in der Klasse mehrere Gespräche mit den Schülern, Lehrern und Eltern vorausgegangen waren, begann ich mit dem Einsatz des AT.

Gerlinde lernte schnell und gut, dadurch setzte Schritt für Schritt die Beruhigung ein.

– Ruhig, gelöst, entspannt fand sie ihren Weg.

– Mutig, sicher, frei und froh konnte sie ihrer Angst begegnen und sie mit der Zeit abbauen.

Sie sagte: „Das autogene Training ist meine schönste Erholstunde."

Sie malte den „singenden Seehund", den sie nachempfunden hatte.

Auch wirken sich Ängste, die durch nicht bewältigte Konfliktsituationen entstehen, auf die Kinder negativ aus, vor allem dann, wenn Vater und Mutter sich nicht verstehen.

Der kleine Robert berichtete: „Der Vater schreit die Mutter immer an, dann weint sie ganz lange, und ich kann nicht schlafen, ich habe Angst."

Hier kommen tiefgreifende Schockerlebnisse zum Ausdruck, vor allem das „Sichbedrohtfühlen" mit der aufkommenden Angst, wodurch sich Fehlverhalten bei Kindern erklären läßt.

In diesem Fall sah der Vater, was er falsch machte. Durch eine helfende, über längere Zeit durchgeführte therapeutische Gesprächsführung fanden die Eltern wieder zueinander.

Der kleine Robert mußte lernen, ruhig Vertrauen zu haben. Für ihn war die Nestwärme lebenswichtig, denn daß er nicht schlafen konnte, war ein Zeichen innerer Not.

So wie dem kleinen Robert geht es vielen Kindern. Immer dann, wenn in der Familie Streitereien aufkommen, sind Kinder gefährdet. Dadurch werden bei Kindern Leistungsdruck, Hemmungen und Angst verstärkt. Meistens sind diese Hintergrundsituationen Ursachen psychosomatischer Störungen und Krankheiten – Bettnässen, Asthma, Allergien, Bauch- und Kopfschmerzen, ebenso Sprachstörungen gehören dazu. Auch kann man eine gewisse Labilität, eine mangelnde Resistenz gegenüber Virusinfektionen feststellen.

Diesen Krankheiten zu begegnen, sie abzubauen, mehr noch, sie zu verhüten, ist eine der wichtigsten Aufgaben im AT für Kinder.

Damit werden Kräfte geweckt, die einen natürlichen Ausgleich zwischen Spannung und Entspannung schaffen, wodurch Gesundheit, schöpferische Aktivität und Kreativität sowie Konzentration und Leistung gesteigert werden.

# Autogenes Training aus der Sicht der Gesundheitsvorsorge

Das Kind lernt altersgerecht im AT nicht nur seinen Körper – die Organfunktionen – kennen und beeinflussen, darüber hinaus wird die seelisch-körperliche Stabilität gestärkt – wesentlich für seine Stellung in der Familie wie in der Schulgemeinschaft.

Es erfährt mit dem AT gewissermaßen eine Sicherung seiner selbst, und dieses Selbstwertgefühl wächst. Das Kind gewinnt Vertrauen zu seinen Fähigkeiten, und das gilt für jedes Lebensalter.

*Das gesunde Kind* lernt durch AT gesund zu bleiben, auch ruhig zu arbeiten, sich zu konzentrieren und froh zu sein. Es gewinnt an Kräften, an innerer Stabilität, was eine Unterstützung der Persönlichkeitsreifung bedeutet.

*Das verhaltensauffällige Kind,* das unter psychosomatischen Störungen leidet, findet mit dem AT sein Gleichgewicht wieder – körperlich und seelisch –, vorausgesetzt, die Erwachsenen helfen mit, wenden sich ihm liebevoll zu und vermitteln die so notwendige Nestwärme.

*Das verhaltensgestörte Kind* wird durch den therapeutischen Einsatz des AT angesprochen. Das Selbstvertrauen wächst. Schwächen werden abgebaut, Widerstandskraft und Stabilität werden erhöht.

Die Kinder lernen mit sich selbst umzugehen, übersteuerte Aggressionen, Kontaktschwächen, Nervosität werden bewältigt. Sie bekommen Mut und Vertrauen, damit werden auch Konzentration und Leistung gesteigert. So werden Persönlichkeitsentfaltung und Charakterreifung unterstützt, die Kinder entwickeln sich zu gesunden, frohen Menschen.

Für alle Kinder ist die Ruhe, deren Einsatz suggestiv erfolgt, der Einstieg zum AT. Mit der Ruhe erfolgt eine Außenreizverarmung (affektive Resonanzdämpfung), die zur Erholung und dadurch zur Konzentration führt. Sinnvoll wechseln im AT Spannung und Entspannung, was zu einem vegetativen Gleichgewicht führt.

Die Kinder sind dann fähig, ruhig und konzentriert zu arbeiten, ihre Aufgaben zu erfüllen, auch dem Leben gegenüber die richtige Einstellung zu finden. Vertrauen zu sich selbst zu haben, wahrhaftig zu leben, sind Forderungen, die leichter und besser erfüllt werden und für die Persönlichkeitsentfaltung von Bedeutung sind.

Während vordergründig oft das Ziel der Konzentrations- und Leistungssteigerung ansteht, bedeutet das AT für Kinder in Wirklichkeit viel mehr. Sie sollen zu Menschen heranwachsen, die stabiler sind als wir heute. Sie sollen den Störungen der Umwelt nicht erliegen, nicht krank werden, sondern gesund bleiben.

Schon die Tatsache, daß durch die Randaktivitäten des AT Familien zusammenkommen, miteinander sprechen, Kinder zusammen spielen, also das Gemeinschaftserlebnis zum Tragen kommt, spricht die Persönlichkeit an, die sich nun frei von Zwängen, Fesseln und Hemmungen entfaltet.

Aus meiner Sicht ist das AT ein stark harmonisierender Faktor für die Familie, und ich betrachte es als Aufgabe und Ziel, diesen Kern immer wieder herauszuarbeiten und ihn über der notwendigen, geforderten Arbeit nie zu vergessen. Die Zeit ist heute derartig fordernd für den einzelnen, daß er geneigt ist, mehr an sich und sein eigenes Wohlergehen zu denken, als an den anderen.

Im AT lernen die Kinder bereits früh, den anderen Menschen zu sehen, ihm zu helfen, wenn es notwendig ist, und damit werden die ethischen Werte angesprochen.

AT mit Kindern durchzuführen heißt, sie zu einer positiven Lebenshaltung zu erziehen. Das betrifft aber nicht nur die Kinder, sondern die ganze Familie und darüber hinaus alle, die damit zu tun haben.

Dies immer wieder zu erleben, muß allen zur Aufgabe werden.

## Familie, Probleme, Konflikte

Das Fehlverhalten der Kinder ist oft eine Antwort auf nicht bewältigte Probleme und Konflikte in der Familie. Daher ist es eine Aufgabe der Ärzte und Psychologen, die Ursache gestörter Umweltverhältnisse aufzudecken. Die in Ergänzung zum AT geführten Gespräche und die Durchführung der Übungen selbst bedeuten daher oft eine Umstrukturierung der ganzen Familie.

Schlüsselkinder und Verwahrkinder leiden besonders oft an psychovegetativen Störungen und Kontaktschwächen. Auch tragen sie oft so viel angestaute Aggressivität in sich, daß sie für Eltern und Pädagogen eine schwierige Aufgabe darstellen.

Die Behandlung sollte auf jeden Fall zum Ziel haben, das Familienbewußtsein zu stärken, woraus gegenseitiges Verstehen und Helfen resultieren. Das AT für Kinder bedeutet aus dieser Sicht an der Basis der Gesundheitsvorsorge eine Familientherapie, in der Lösung und Entspannung eine freie Entfaltung des Kindes gewährleisten.

Das Kind, das in seinem Innenleben auf die Familie konzentriert ist, erfährt durch die vielfältige Gestaltung des AT eine Hilfe zur Persönlichkeitsentfaltung, bei der Angst und Spannung in der Ruhe aufgefangen und gelöst werden. Hier spielen emotionale Spannungen zwischen den Ehepartnern eine Rolle, die oft in der Kind-Eltern-Situation begründet sind. Sie mit Hilfe des AT abzuklären, ist wichtig, um damit Entwicklungsstörungen und Pubertätskrisen prophylaktisch zu begegnen.

Die Problematik des Kindes wird angesprochen. Voraussetzung ist dabei die liebevolle Hinführung zum AT. Die Schwierigkeiten im Elternhaus, die zunächst in der Einzelberatung von Mutter, Vater oder beiden Elternteilen gemeinsam vorgestellt werden, werden psychotherapeutisch aufgefangen.

So gesehen ist das AT für Kinder eine Maßnahme der Gesundheitsvorsorge für die ganze Familie.

# Durchführung des autogenen Trainings – Vorarbeit, Organisation, Technik

## Gesprächsberatung

Das Kind wird von der Mutter oder von den Eltern gebracht. Mit den Eltern, meist mit der Mutter zuerst, findet ein Gespräch statt – zunächst allein. „Warum bringen Sie Ihr Kind?", ist die Frage an die Eltern, um den Teilnahmegrund zu erfahren. Dann spreche ich mit dem Kind, auch allein.

Bei älteren Kindern handelt es sich vorwiegend um Konzentrations- und Leistungsschwäche in der Schule, die in ca. 80% der Fälle Hauptgrund für eine Teilnahme am AT ist.

Das Kind wird auf seine Suggestibilität getestet – wie schnell und wie weit ist es zu beeinflussen –, Konzentrations- und Lernfähigkeit werden durch einfache Aufgabenstellungen aus den verschiedenen Lerngebieten geprüft.

Das Kind wird in der Entspannungshaltung – meist im Liegen – angesprochen.

## Hypnotest

Gegebenenfalls führe ich nach dem ersten Gespräch einen Hypnotest durch, mit dem ich das Kind in einen Zustand des ruhevollen Wachens versetze. Dies ist ein Zustand der Entspannung zwischen AT und Hypnose. Dadurch erfahre ich, ob und in welcher Form das Kind beeinflußbar ist, worauf sich die Intensität der Behandlung richten muß. Wenn nötig, führe ich vor Eingliederung in die Gruppe eine Einzelbehandlung durch.

## Gruppengröße

Nach jahrelanger Erfahrung begrenze ich die Teilnehmerzahl der Gruppe auf 7–10 Kinder, die alters- und situationsgerecht – wobei das Vorgespräch mit der Mutter richtungweisend ist – zusammengefaßt werden. Mehr Kinder bringen Störfaktoren mit sich, die für den Übungsleiter, der sich auf die Arbeit voll konzentrieren muß, schwieriger abzufangen sind.

## Übungsort

Der Raum für die Übungen sollte
- von äußeren Störeinflüssen (Lärm) weitgehend geschützt sein,
- eine möglichst behagliche, gemütliche Atmosphäre ausstrahlen,
- weder zu hell, noch zu dunkel sein,
- wohlig temperiert sein.

# Technik

## A. Entspannungshaltungen

### Liegehaltung

Sie ist für Kinder am angenehmsten und entspricht den natürlichen Bedürfnissen – in Ausnahmefällen kann auch die Seitenlage eingenommen werden.

Im Liegen – auf dem Rücken – werden die Beine „locker gestreckt", die Füße klappen auseinander. Die Arme liegen seitlich, leicht gebeugt neben dem Oberkörper, die Hände liegen meist mit der Handfläche oder auch mit dem Handrücken auf dem Boden auf.

Die Augen sind geschlossen.

### Gelöste Sitzhaltung

Im Sitzen auf dem Stuhl richtet das Kind den Oberkörper zunächst auf und fällt dann leicht in sich zusammen – gelöst, entspannt. Die Beine stehen etwas gespreizt mit beiden Füßen fest auf dem Boden.

Beide Arme liegen auf den Innenseiten der Oberschenkel derart auf, daß die Hände locker herunterhängen, sich aber nicht berühren.

Den Kopf neigt das Kind nach vorn, so wie es ihm am angenehmsten ist und wie es schlafen könnte.

Die Augen sind geschlossen.

Sitzt das Kind in einem Sessel, der eine Nackenstütze hat, so lehnt es den Kopf an, die Unterarme liegen auf den Lehnen auf, die Füße stehen fest auf dem Boden: Königshaltung.

Die Liegehaltung ist auch die Entspannungshaltung im Bett. Wenn das Kind seine Übung vor dem Einschlafen macht, entfällt das Zurücknehmen.

Die Entspannungshaltung wird in der Gruppe demonstriert
- durch Anheben und Fallenlassen der Arme und der Beine,
- durch Aufheben eines Kindes von 4 anderen Personen in entspanntem (schwer) und in gespanntem Zustand (leicht).

## B. Zurücknehmen

Haben die Kinder ihre Übungen durchgeführt, müssen Sie die Entspannung zu Gunsten der Spannung zurücknehmen.

Vorher gelöst, entspannt, müssen sie neu gespannt werden, also zur Aktion in der Lage sein und sich neu konzentrieren können. Sie recken und strecken sich, und dies nach dem inneren Kommando:
- Hände zu Fäusten ballen –
- Arme fest zur Schulter hin ein paarmal anwinkeln –
- recken, strecken, rekeln –
- Augen auf!

Und dann sind sie wieder da, frisch und fröhlich! Am besten sagen sie jedesmal laut: „Ich bin frisch und fröhlich!"

## Übungszeit

Das gesamte Training dauert ein Jahr (Schuljahr), das sich aufgliedert in
- die Zeit zum Erlernen der Übungen,
- Intensivierung der Übungen und Erarbeitung der Vorsatzhilfen,
- Wiederholung und Festigung der Übungen.

Die eigentliche Übungszeit dauert zu Beginn 2–3 min. später 10–15 min. Dabei sollte das Kind täglich 2- bis 3mal üben.

Die Übung vor dem Einschlafen wird nicht zurückgenommen.


## Vorstellung des Trainings mit den Randaktivitäten

Ich führe die Kinder über die Alltagssituation in das AT ein und erkläre ihnen, was Spannung und Entspannung, Aufregung und Ruhe, Zerstreutheit und Sammlung bedeuten.

Im Gespräch, das dem AT vorangeht, sprechen sie selbst über ihre Erfolge und Mißerfolge im Alltag, über schulische und häusliche Schwierigkeiten, über ihre Lern- und Konzentrationsprobleme. Eine Hilfe ist dabei die Anlage eines kleinen Protokollheftes, in das die Plus- und Minuspunkte an allen Tagen eingetragen werden – besonders schöne Erlebnisse, Erfolge, gute und weniger gute Leistungen aus dem Schulbereich wie auch aus der häuslichen Situation. Dabei entsteht unter den Kindern eine Art Arbeitsgemeinschaft. Sie lernen sich durch die Protokolle gegenseitig besser kennen und sehen ihre eigenen Fehler.

In der Entspannungshaltung, im Sitzen oder im Liegen – wobei sich nach meiner Erfahrung die Erfolge im Liegen besser einstellen – erleben sie die Ruhe zunächst als ruhevolles Wachen.

Da es aber gerade bei Kindern darauf ankommt, vor Forderungen von Leistungen, zum Beispiel vor Klassenarbeiten, schnell ab- und umzuschalten auf die Ruhe, sich zu erholen und aus dieser Erholung heraus wieder leistungsfähig zu sein, müssen die Übungen auch im Sitzen geübt werden.

Sie werden in einzelnen Sitzungen wiederholt – auch wird bald die jeweilige Vorsatzhilfe erarbeitet. Der Begriff der Konzentration – Lernen, Behalten und Wiedergeben – wird den Kindern bewußt. Aus dieser Einsicht heraus stellen sie sich positiv ein und sind jetzt gern bereit, das AT zu erlernen.

# Übungen des autogenen Trainings

Das AT hat 7 Übungen – die Einstellung auf Ruhe, Schwere, Wärme, Atmung, Herz, Bauch und Kopf, die alle ihre Bedeutung in der Gesundheitsvorsorge haben.

Ich stelle die einzelnen Übungen vor, zeige wie sie vermittelt werden können und welche Wirkung sie ausüben.

Das AT wird langsam, stufenweise, von den Kindern erlernt.

Ich versuche, die Übungen so durchzuführen, daß sie individuell bereits eine Beziehung zum einzelnen Kind haben, ohne daß es ihm bewußt wird.

Handelt es sich um übernervöse Kinder, so ist die Ruheübung schon entscheidend für eine Entspannung und damit für eine Änderung des Verhaltens. Die Schwereeinstellung betont dann die Ruhe.

So hat jede einzelne Übung ihre besondere Bedeutung, die der vorliegenden Störung entsprechend selektiv eingesetzt werden kann.

Wie das im einzelnen verläuft, zeigen die nachfolgenden Übungen und Beispiele.

## Entspannungshaltung

Die Kinder nehmen die Entspannungshaltung ein, möglichst im Liegen auf dem Boden, wie es sich die meisten Kinder wünschen (Abb. 1).

Doch ist auch eine Sitzhaltung auf einem Stuhl, auf einem Hocker oder auf einer Kiste zu üben, da das AT in verschiedenen Situationen praktiziert werden soll.

Immer erleben sie die tiefe Ruhe. Es tritt das ein, was man als „Außenreizverarmung" bezeichnet – eine affektive Resonanzdämpfung, wie wir sie beim Erwachsenen kennen.

Die Ruhe bringt Abstand zum Tag, sie „schwingt" und „klingt".
– Vollkommen ruhig – vollkommen ruhig –

Die Silbe „om" ist eine Ruhetönung, eine Ruheschwingung, die die Kinder immer wieder mit mir singen und erleben. Damit wird die innere Sammlung erreicht, die zu einer erhöhten Konzentrationsfähigkeit führt.
– Vollkommen ruhig –

Zunächst genügen 2–3 min. „Ruhe", dann nehmen die Kinder die Entspannung, die Ruhe zurück.

## Zurücknehmen

Richtiges Zurücknehmen ist wichtig! Die Kinder recken und strecken sich, ballen die Hände zu Fäusten, atmen tief durch! Dann sind sie wieder da. Mit den Worten: „Ich bin frisch und fröhlich" beginnt für sie der neue Tag.

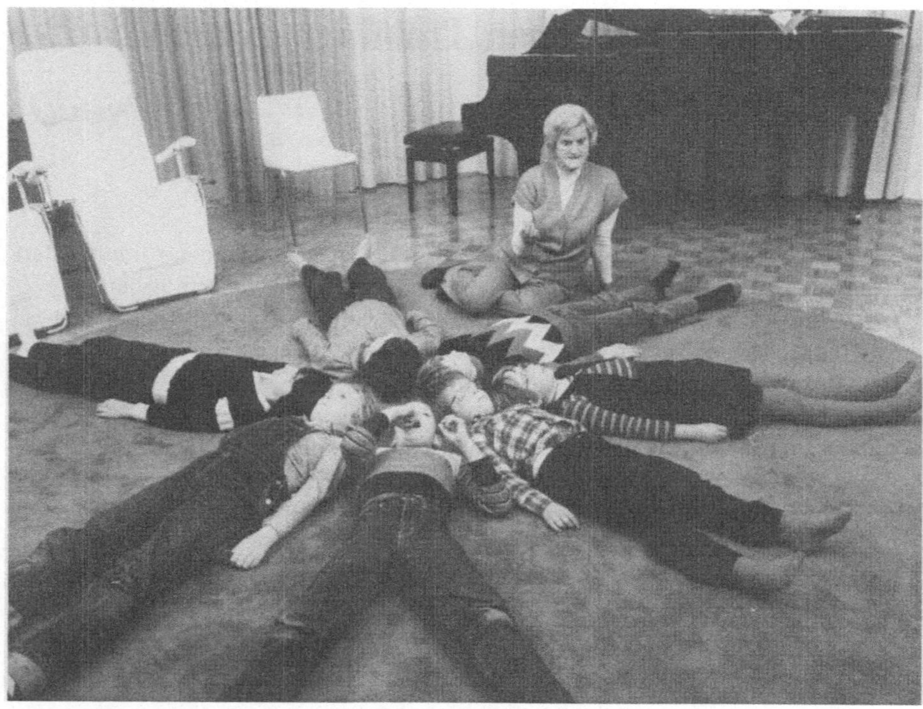

**Abb. 1.** Vorbereitungen zum AT: Ruhe und Entspannung

# Die sieben Übungen des AT

### Ruheerlebnis

Die Ruhe wird erlebt. Mit der konzentrativen Einstellung auf die Ruhe erschließen die Kinder ihre Energiequellen.

Ich spreche sie mit monotoner Stimme ruhig an. Dabei finde ich den Weg zu den bei ihnen angelegten inneren Kräften.

– Ruhig, gelöst, entspannt –

So erreichen wir die Insel der „Besinnung und Sammlung", erfahren Ruhe und tiefe Entspannung.

– Vollkommen ruhig, gelöst, entspannt –

lautet die konzentrative Einstellung.

Die Kinder stellen sich die Ruhe vor, dazu muß man die Vorstellungsmöglichkeiten erfragen:

Sie befinden sich am Meer oder auf einer Wiese, in einem Wald, vielleicht auch auf einem Berg. Es sollte aber nur eine Vorstellung gewählt werden. Erinnerungen aus den Ferien helfen dabei.

Sie empfinden die Weite und damit das Gelöstsein. Sie fliegen mit ihren Gedanken davon.

– Vollkommen ruhig, gelöst, entspannt –

– Die Ruhe „tönt", „schwingt", „klingt" –

Ich spreche sie mit einer der Vorstellungen an – jüngere Kinder meist auf der Wiese. Bald spüren sie die Wirkung der Ruhe. Sie liegen geborgen – in einem weichen, warmen Mantel der Ruhe –, sie entspannen sich.

Sie erleben den Abstand zu ihrem Tag, zu seinen Forderungen, zu den vielen Kleinigkeiten. Sie sind für Augenblicke weit entfernt von ihren kleinen Sorgen, von ihren schlechten Arbeiten und ihren Ängsten. Auch erleben sie das, was der Erwachsene als „Abstand" bezeichnet.

– Ruhig, vollkommen ruhig –

werden die Kinder oft über ein Bild in die Tiefe der Entspannung geführt.

Später berichten sie frisch und fröhlich über das, was sie erlebt haben.

In der Ruhe verankern sie ihren Wunsch an das AT mit einem formelhaften Vorsatz, der später, konzentriert in die Übungen eingebaut, eine Eigenprogrammierung ist.

Immer wiederhole ich

– ruhig, konzentrativ, positiv –

Das habe ich ihnen vorher erklärt, das haben sie verstanden. Ruhe und Frieden ziehen bei ihnen ein.

– Vollkommen ruhig – om-om

Die Silbe „om" klingt, singt, leitet die Ruhe ein.

– Ruhig, gelöst, entspannt, vollkommen ruhig –

Die Ruhe führt zu Sicherheit und Selbstvertrauen; sie zu erleben, über einen Zustand des ruhevollen Wachens innere Sammlung zu erreichen, ist wesentlich. Dadurch erhöht sich die Konzentration. Leistungen jeder Art zu erbringen, ist mit dem AT möglich – schon mit der Ruheübung.


## Schwereübung

Die nachfolgende Schwereübung unterstreicht die Ruhe. Im ruhevollen Wachen ist das Kind schwer. Aus Erfahrung kennt es die wohlige Müdigkeit, die Gliederschwere – so, als habe es gerade eine Wanderung, eine Lauf gemacht, als sei es eben sportlich aktiv gewesen.

Ich lasse die Kinder mit beiden Händen bewußt eine Faust machen und sie wieder öffnen. So erfahren sie, was Spannung und Entspannung bedeutet. Damit können sie später besser die gedankliche Einstellung erleben.

– Gelöst, entspannt, schwer –

liegen die Kinder auf dem Boden.

Mit der konzentrativen Einstellung auf die Schwere, zunächst über Arme und Beine, fallen sie in dieses Gefühl hinein.

Dabei beginnen die Kinder zunächst mit der Vorstellung der Konzentration auf einen Arm:

– Mein rechter Arm ist schwer – rechter Arm schwer –

Von da aus gehen sie auf den linken Arm über:

– Mein linker Arm ist schwer – linker Arm schwer –

Zunächst lasse ich sie die „Ich-Beziehung" – das „Mein" – anwenden, was später wegfällt, zur Einführung aber gut ist.

Danach erfolgt die Konzentration auf die Schwere der Beine:

– Rechtes Bein schwer – linkes Bein schwer – beide Beine schwer –

Vorstellungen wie „schwer wie Blei", „schwer wie ein Sack Sand" unterstreichen das Erlebnis der Schwere.

Die Muskeln der Arme, auch der Beine sind
– gelöst, entspannt, schwer –
– schwer, müde, schwer –

Ich lasse Arme und Beine nacheinander leicht anheben. Sie fallen schwer wieder herunter, „schwer wie ein dicker Stein". „Schwer wie ein Sack" sind Arme und Beine. Diese Vorstellung überträgt sich auf das Empfinden des Kindes.

Diese konzentrative Einstellung führt zur Entspannung, zur Ruhe.

Die Ruhe leitet die Schwere ein, die Schwere vertieft die Ruhe.

Die Kinder sind
– vollkommen ruhig, schwer –
– gelöst, entspannt, schwer –

Diese Begriffe, innerlich immer wieder formuliert, führen zum totalen Schwereerlebnis.

Die Schwere zu spüren, bedeutet wiederum, den Abstand zum Tag zu vergrößern.

Die Ruhe erfährt durch das Schwereerlebnis eine Vertiefung.


**Wärmeübung**

– Ruhig, gelöst, entspannt –
kuscheln sich die Kinder in die Entspannung und empfinden fast gleichzeitig eine aufkommende Wärme, die sich stufenweise über Arme und Beine ausbereitet und geübt wird.

„Gemütlich warm fühle ich mich", berichtete Ursel nach der Durchführung der Wärmeübung im Gruppentraining. Ihre allzeit kalten Hände und Füße wurden so positiv beeinflußt, daß sie nach 3 Monaten gut durchblutet waren.

Gemütliche Wärme macht ruhig, erhöht die Konzentration für den Tag, für die Schule und ihre Aufgaben. Gleichzeitig stimmt sie positiv ein, denn sie bringt eine Lösung der Spannung, die das Kind spürt.

Die Kinder konzentrieren sich auf die Wärme!
– Rechter Arm, linker Arm warm –
– Beide Arme warm –

Die Wiederholung dieser Übungen – die Intensivübungen – machen die Wärme bewußt.

In beiden Handflächen spüren sie ein Prickeln und Kribbeln, auch in den Fußsohlen,
– Arme, Hände sind warm –

Die Wärme greift über
– auf die Beine, auf die Füße, auf die Fußsohlen
– beide Beine, Füße warm –
Füße warm –
– vollkommen ruhig, gelöst, entspannt, schwer, warm –

In der Vorstellung, die vorher besprochen wurde, liegen die Kinder in der Sonne am Strand – vielleicht auch auf einer Wiese oder auf einem Berg. Neue Bilder steigen auf und faszinieren. Meist sind sie von diesen Vorstellungen begeistert, weil sie diese schon selbst erlebt haben.

Die Generalisierung der Übungen tritt ein. Mit der Wärmeübung wird ihre Durchblutung und Entspannung gefördert.
- Schwer, warm - sind sie,
- vollkommen ruhig, gelöst, entspannt -
Dies sind Vorsätze, die die Kinder empfangen, die sie beruhigen und fähig machen für die Aufnahme neuer Lernvorsätze (s. Vorsatzhilfe).

Sie müssen immer wieder - meistens über 4 Tage - intensiv geübt werden, damit sie ihre Wirkung entfalten.
- Vollkommen ruhig, gelöst, entspannt, schwer, warm -
„Wenn ich ganz warm bin, geht es mir gut. Dann kann ich auch besser lernen und behalten", sagte Gaby. Aber sie betonte, daß sie satt sein müsse, Hunger könne sie nicht vertragen.

Dies ist ein Gesichtspunkt, den man berücksichtigen sollte:
- Ruhig, schwer, warm, satt -
war Gaby zum Lernen bereit.


## Atemübung

Wesentlich ist es, daß die Kinder in der Gruppe ihren eigenen Atemrhythmus spüren - den Atem, der natürlich fließt. Nie gebe ich einen Rhythmus vor.

In der Ruhe, die sie wie ein weicher warmer Mantel umgibt, sind sie schwer, warm, gelöst, entspannt - dabei wird ihnen die Atmung bewußt.

Sie spüren, daß nicht sie es sind, die atmen, sie „werden geatmet".

Sie stellen sich ruhig und konzentriert auf die Atmung ein:
- Atmung ganz ruhig - *es* atmet mich - oder
- *es* atmet von selbst -
Diese Formel wird erklärt, die Kinder verstehen sie und sind dankbar.

Ich lasse die Kinder die Hände auf ihren Bauch legen: Bei der Einatmung wird der Bauch dick (Atemberg), bei der Ausatmung dünn (Atemtal) - ein eindruckvolles Erlebnis, das sich einprägt.

Oft gebe ich jetzt ein Bild vor: In der Vorstellung sitzen wir in einem Boot und schaukeln leicht auf dem Wasser. Dabei sehen wir auf den Grund. Wir sehen viele kleine Fische im Licht der Sonne mitten zwischen grünen Algen und hellen Steinen.

Oder wir segeln auf einer Wolke. Vielleicht steigen wir auch mit dem Drachen hoch in die Luft - wir fühlen uns frei wie ein Vogel - wir werden geatmet.
- *es* atmet mich von selbst -
Mit der Atmung sprechen wir das Leben an. „Atmung ist Leben und Leben ist Atmung - dies ist der Weg zu einer funktionellen Entspannung" (M. Fuchs 1969).

Die Atmung ist ruhig, das Erlebnis der Atmung stark.

Die Erlebnisse „Atemberg" und „Atemtal" - der Bauch wird dick bei der Einatmung und dünn bei der Ausatmung - führen zu dem bewußten, passiven Atemerlebnis.

Im schwingenden Rhythmus der Atmung spüren die Kinder das Steuernde, das *Es*. Sie sind es nicht, die atmen, sie werden geatmet.
- *es* atmet mich - *es* atmet mich von selbst -
Von der Schwingung der Atmung wird das Kind in die Ruhe getragen.

Die Eltern der Kinder, denen ich die Übungen erkläre, lasse ich mit Goethe das Wunder der Atmung empfinden:

„Im Atemholen sind zweierlei Gnaden:
Die Luft einziehen, sich ihrer entladen;
jenes bedrängt, dieses erfrischt,
so wunderbar ist das Leben gemischt.
Du danke Gott, wenn er Dich preßt,
und dank' ihm, wenn er Dich wieder entläßt."

Die Kinder erleben die Atmung. Auch wenn sie die Zusammenhänge nicht genau kennen, so ahnen sie doch, daß in der passiv erlebten Atmung die Geborgenheit liegt, die das Selbstvertrauen erhöht.

Daher ist die Vertiefung der Ruhe als ein Erfolg der Konzentration anzusehen.

Schließlich wissen alle, wie wohltuend sich Entspannung und Spannung – in diesem Fall Aus- und Einatmung, die natürliche Rhythmusschwingung – auswirken.

Damit sind sie für den Tag und für neue Aufgaben vorbereitet.

Kinder, die vor Angst kurzatmig sind und dadurch nicht ruhig sprechen können, bekommen durch den ruhigen, natürlichen Atemrhythmus Mut und Sicherheit.

Atem- und Entspannungsübungen begleiten daher die Sprech- und Sprachübungen im AT.

Die Vokal-Sing-Atemübung, vor allem das weit ausladende „A" – dann aber auch die anderen Vokale – sind ein Schritt auf dem Weg in die innere Freiheit, der um so leichter vollzogen wird, je lustiger – in spielerischer Form – diese Atmung angegangen wird.

„Ich fliege am Himmel entlang" – „Ich segle mit einer Wolke" – „Ich fliege zu den Bäumen und atme ganz frei" sind Äußerungen der Kinder, die solche Vorstellungen aufzeigen.

– Mutig, sicher, frei und froh –
ist eine Vorsatzhilfe, die schon bei der Atemübung zum Tragen kommt, die Spannungen und Verkrampfungen löst.

Viele Kinder erfahren mit diesen Übungen eben nicht nur die tiefgreifende Beruhigung, sondern darüber hinaus Mut und Sicherheit zur konzentrativen Arbeit.

## Herzübung

Von der Atmung her lassen sich weitere Organe und Organsysteme ansprechen – so auch das Herz.

Die Kinder lernen ihr Herz kennen und empfinden Ehrfurcht vor ihm, vor seiner unermüdlichen Arbeit.

Ich stelle seinen Rhythmus durch Öffnen und Schließen der Faust dar (60—80mal in der Minute).

Den Atemrhythmus (16—18mal in der Minute) stelle ich durch seitliches Armschwingen der Arme vor. Auch zeige ich ihnen Bilder vom Herzen.

Mit der Herzformel
– Herz ruhig, gleichmäßig, kräftig, regelmäßig –
lernen die Kinder, ihr Herz anzusprechen. Sie bekommen eine Vorstellung von seiner Funktion, die sie ganz verschieden empfinden.

„Mein Herz ist hier im Fuß", sagte der fünfjährige Klaus und stellte seinen Fuß stolz den anderen Kindern vor. Man konnte seinen Fußpuls – also sein Herz – spüren.

Mit Phantasiebildern und Erinnerungen kann ich jüngeren Kindern das Herz vorstellen.

Sie empfinden in der vertieften Ruhe ihren Puls, auf dessen Frequenz ich als Übungsleiter Einfluß gewinnen kann.

Eine ruhevolle Landschaft – ein weiter Himmel, an dem die Wolken ziehen und die Sonne scheint – sind Vorstellungen, die labilen Kindern helfen, das Herz gut und kräftig zu machen.

– Herz ruhig, gleichmäßig, kräftig, regelmäßig –
ist eine Formel, die Mut und Sicherheit ausdrückt.

Damit wird die Herzdurchblutung gesteigert, das Herz gekräftigt.


## Bauchübung

Wer die psychosomatischen Störungen im Bauchgeschehen kennt, weiß um die inneren Zusammenhänge zwischen Erlebnissen am Tag – den Aufregungen, den Reaktionen –, die Beschwerden hervorrufen.

– Bauch, Sonnengeflecht strömend warm –

Diese Übungseinstellung hilft, den Weg in die Entspannung, in die innere Sammlung zu finden.

Das Sonnengeflecht erkläre ich den Kindern ganz einfach:

„Ein roter und ein gelber Faden werden je von einem Knäuel abgewickelt. Dieses Geflecht stellt symbolisch das Sonnengeflecht dar."

Einfache Maßnahmen machen die Kinder mit ihrem Bauch bekannt – so auch das warme Bad oder die feucht-heiße Kompresse auf den Bauch. Auch genießen sie die warme Sonne, die auf ihren Bauch scheint.

Ich spüre als Übungsleiter, wie bei Auflegen meiner Hand auf ihren Bauch die Wärme intensiviert wird. Ich lasse sie selbst ihre Hände auflegen, damit sie die Wärme empfinden. Kinder mit empfindlichem Bauch, mit Koliken im Nabelbereich empfinden die Berührung wohltuend.

Haben sich in der Zusammenarbeit mit den Eltern Probleme geklärt, so werden Schwierigkeiten im Bauchraum schneller beseitigt.

Viele Kinder haben Bauchschmerzen vor Nervosität und Angst. Hier sind die Entspannungsübungen im AT fähig, den Bauch warm zu machen, zu beruhigen und Spannungen zu lösen.

„Mein Thomas fühlt sich zum erstenmal abends gut", berichtete seine Mutter, die beobachtet hatte, welche Beruhigung der Junge durch die Konzentration auf den Bauch erfuhr.

Das aber bringt Abstand zum Tag, Ruhe und Erholung.


## Kopfübung

Die Unterstufe des AT schließt mit der Kopfübung ab, die für Kinder in Sonderfällen von Bedeutung ist.

Kinder, die z.B. Schwierigkeiten mit der Konzentration haben, stellen sich vor, sie stehen an einem Bach oder auf einem Berg, der Wind streift leicht über ihre Stirn.

– Meine Stirn ist ein wenig kühl –
lautet der Vorsatz. Das Kind steht über der Situation und schafft seine Aufgaben.

– Ich schaffe *es!* –

Die Kopfübung, richtig aufgenommen und verarbeitet, ist ein Schritt auf den Weg zur geistigen Reifung, die mit jeder Übung verstärkt wird.

Kinder, die vegetativ bedingt über Kopfschmerzen klagen, morgens schon Schwindelzustände und Erbrechen haben, ohne daß eine Krankheit vorliegt, haben mit der Stirnkühlungübung – der Kopfeinstellung – die Möglichkeit, frei und leicht zu sein.

Dazu muß man sie gleichsam an die Hand nehmen.

– Ich habe Vertrauen –

lautet ihr Vorsatz, mit dem sie es schaffen.

– Frei, leicht, gelöst, entspannt habe ich Vertrauen und schaffe *es*! –

So werden Verkrampfungen, Verspannungen abgebaut und gelöst.

Dieser Teil des Trainings ist für die lerntheoretische Praxis von Oberschülern wichtig, die mit schwierigeren Aufgaben konfrontiert werden. Viele von ihnen finden so ihre Konzentrationshilfe durch Selbstvertrauen. Die Sicherheit wächst, sie werden nach und nach von der Angst befreit, was in den Formeln

– Stirn ein wenig kühl – Kopf frei – Kopf klar –

– Mutig schaffe ich *es*! –

– Mutig und frei lerne ich gern und arbeite gut –

zum Ausdruck kommt.

Körperliche Beschwerden aller Art lassen sich so beseitigen.

Bei allen funktionellen Störungen werden gezielt Vorsatzhilfen entwickelt und eingebaut – ein Kapitel, das in der Therapie angesprochen wird.

Im übrigen ist die tiefgreifende Allgemeinwirkung des Grundlagentrainings (Übungen 1–4: Ruhe, Schwere, Wärme, Atmung) meist ausreichend, um das AT bei Kindern erfolgreich anzuwenden.

# Randaktivitäten

Wie lernen Kinder das AT? Was ist der Erfolg?

Das AT, zu dem die Kinder in der Gruppe alters- und situationsgerecht zusammenkommen, leite ich durch sog. Randaktivitäten ein – sie lösen Spannung und Verkrampfung und damit auch Angstzustände.

Dazu gehören Bewegung – Laufen, Gehen, Wandern, Entspannungsübungen mit dem Atemzähltest (ein Spiel zur Ausatmung), Gymnastik (spielerische Gymnastik), Musikausüben, Malen, Zeichnen, Rollenspiele, Pantomime, Kasperletheater.

Je nach Alter sind die Aktivitäten verschieden:
- Bei jüngeren Kindern (4–6 Jahre) spielerische Bewegungsübungen, Tierimitationen, Pantomime, Spontanspiele. Sie spielen beispielsweise den Hampelmann locker und lässig, schlenkern mit Armen und Beinen und stellen Figuren dar, oder sie imitieren die Katze, den Hund, einen Storch, einen Raben.
- Bei 6–8jährigen ist die Spielkiste wichtig, Pantomime, Spiegelspiele, „Spiele im Zirkus (Clown)"; Rollenspiele mit Gruppengesprächen dienen zur Lockerung der Verkrampfung, ebenso gemeinsame Wanderungen mit der Gruppe.
- Bei 8–12jährigen sind Tagesberichte, Alltagserlebnisse aus Elternhaus und Schule, Einstellung und Bewertung durch die Gruppe wichtig. Gymnastik, Wanderungen,

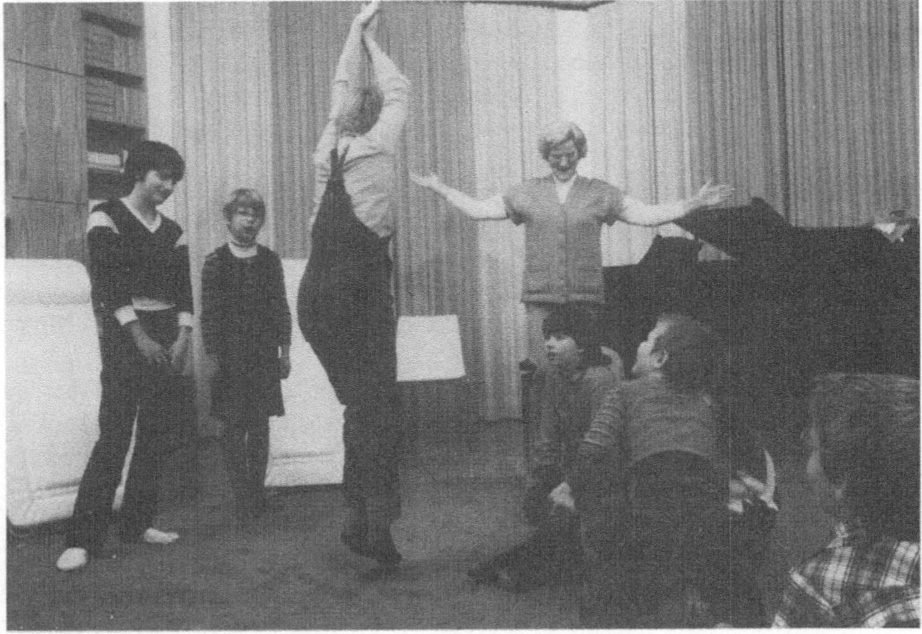

**Abb. 2.** Randaktivitäten: Bewegung

Umgang mit Orffschen Instrumenten (Musik hören), Malen und Zeichnen sind auch von Bedeutung (Protokollheft).

– Bei 12–15jährigen Gespräche, dabei Vorschläge zur Problem- und Konfliktlösung, Erarbeiten einer positiven Einstellung, der Vorsatzformel; ergänzend gemeinsame Wanderungen mit Ballspielen (z.B. Fußball), Hobbypflege.

Wie solche Randaktivitäten in der Praxis aussehen können, schildert das folgende Protokoll.

## Autogenes Training mit Kindern und Eltern (Protokoll)

Heute habe ich nicht nur die Kinder, sondern auch die Eltern zum AT gebeten. Es handelt sich dabei um eine gemischte Gruppe, die z.T. aus Gründen der Gesundheitsvorsorge kommen, sich z.T. auch in der Therapie befinden.

„Hier ist das Ansprechen der gesunden Kinder bereits Therapie für das verhaltensgestörte und verhaltensauffällige Kind", erkläre ich den anwesenden Müttern.

Wir stellen die Kinder vor: Kirstin (10), Stefanie (10), Lutz (9), Ralf (11), Friedel (8), Günther (9) und Michael (10 Jahre).

„Ihr wißt schon, was autogenes Training bedeutet. Wer kann es mir sagen?", beginne ich die Informationsstunde.

„Das ist ein Konzentrationstraining", sagt Lutz. „Damit lernen wir, uns zu entspannen", ergänzt Ralf.

„Ich kann dies bestätigen, denn die meisten Kinder kommen, weil sie sich in der Schule nicht konzentrieren können und ihre Leistungen deshalb schlecht sind. Sie sind immer nervös, aufgeregt, und das soll sich mit dem autogenen Training ändern", erkläre ich den Müttern.

„Was denken Sie als Mutter von Stefanie über das autogene Training?", frage ich nun, und sie antwortet: „Nach der kurzen Zeit, sie ist ja erst ein Vierteljahr in der Gruppe, kann ich beobachten, daß sie schon etwas ruhiger und ausgeglichener ist. Sie hat nicht mehr so viel Angst vor den Arbeiten. Außerdem hat sich ihr ganzes Verhalten gebessert. Sie ist nicht mehr so aufgeregt und zappelig – das hat auch unsere Familie bereits festgestellt."

Damit hat die Mutter von Stefanie etwas Wesentliches gesagt. Viele Kinder haben nämlich Angst in der Schule – vor Lehrern, vor den Mitschülern.

„Kirstin, was sagst du denn zum autogenen Training?" Kirstin, die nun ein halbes Jahr bei uns ist, meint, daß es ihr helfe, sich besser zu konzentrieren.

„Was bedeutet Konzentration?", frage ich Kirstin, und sie hat es gut behalten, denn sie antwortet:

„Ich stelle mich auf *eine* Sache ein – ich lerne etwas, kann es behalten. Ich weiß bei den Arbeiten, worauf es ankommt und kann es auch wiedergeben. Ich bin ruhig und konzentriert, so wie Sie es immer sagen. Ich muß aber jeden Tag mindestens zweimal üben." – „Ruhig, konzentriert schaffe ich *es*", sagt sie in einem Atemzug.

Ruhig, konzentriert zu sein, ist eine Forderung, die man mit dem AT erfüllen kann. „Autogenes Training" heißt einfach übersetzt: Aus sich selbst heraus erzeugtes Üben!

Ralf hat andere Ideen zum AT. Er möchte mehr Zeit zum Spielen haben, deshalb muß er schnell und gut arbeiten. Er mag nicht den ganzen Nachmittag mit Aufgaben verbringen, sondern er denkt ans Fußballspielen mit seinen Klassenkameraden. „Das autogene

Traning ist eine prima Sache, man kommt schneller vorwärts", sagt er dazu. „Ralf übertreibt", wirft jetzt seine Mutter ein: „Er muß sich noch besser konzentrieren, er sieht alles rosiger, als es ist, und seine Arbeiten sind keineswegs gut."

Lutz hat Schwierigkeiten mit dem Sprechen. „Er begreift alles sehr gut und schreibt auch seine Arbeiten zufriedenstellend, aber beim Sprechen ist er gehemmt", sagt seine Mutter. „Wir hoffen sehr, daß Lutz durch das autogene Training immer besser sprechen lernt."

Nach einem vorangegangenen Einzeltraining und einem Vierteljahr Teilnahme an der Gruppenarbeit merken es alle. Lutz spricht immer besser, klar und deutlich. Er kommt gern hierher und spürt, daß es ihm gut tut.

„Ich spreche gut, ich spreche klar und deutlich", sagt er. Das ist sein Vorsatz, der ihm hilft, frei zu sprechen.

Lutz strahlt mich dabei an, er glaubt an seinen Erfolg, und damit hat er recht. Seine Eltern bestätigen die Fortschritte und sind glücklich darüber.

Günther hat Asthma, das beeinträchtigt ihn sehr, denn die Krämpfe werden bei Aufregung stärker, und er regt sich in der Schule oft auf. Er muß lernen, ruhiger zu werden, frei zu atmen, frei zu sprechen, damit kann er das Beste leisten.

„Seitdem ich hier im autogenen Training bin, fällt es mir leichter. Ich bin viel ruhiger geworden, und ich kann viel besser atmen." Er übt mit der Gruppe die Vokalatmung und das Vokalsingen.

Ich fordere die Gruppe zur gemeinsamen Übung auf und alle singen zusammen die Vokale A–E–I–O–U. Sie werden so lange wie möglich ausgeatmet. Mit den Konsonanten bilden sie die Zauberfahrzeuge, mit denen die Kinder dieser Gruppe auf die Traumreise gehen. Mit der babe – der Rakete –, dem Babebi – dem Zauberschiff –, dem Babebibo – dem Zauberauto –, dem Babebibobu – dem Zauberflugzeug.

Was besonders auffällt: Günther hat eine positive und fröhliche Lebenshaltung bekommen. Von den Eltern erfuhr ich, daß die Familienschwierigkeiten mehr und mehr abgebaut wurden. Die Tanten, die immer an Günther herumnörgelten, sind aus der gemeinsamen Wohnung ausgezogen. Die Großeltern haben inzwischen auch eine selbständige Bleibe – eine neue Situation, die Ruhe und Friede mit sich bringt.

Ich mache jetzt mit der Gruppe eine Übung. Die Kinder liegen auf dem Boden, auf dem Rücken.

– Vollkommen ruhig, gelöst, entspannt, schwer, warm. Atmung ganz ruhig. *Es* atmet mich –

Weit weg von der Erde schweben wir am Himmel entlang. Unser Vorsatz schwebt mit. Und die Kinder konzentrieren sich auf ihren Vorsatz, auf ihr Lernprogramm.

Nach einer Weile nehmen sie die Entspannung zurück und alle sind wieder da, frisch und fröhlich.

Friedel hat Schwierigkeiten mit seiner Schwester. Er ärgert sich dauernd, ist eifersüchtig und deswegen aggressiv – „stachelig", wie die Mutter sagte, als sie ihn brachte. „Er regt sich ständig auf. Auch geht er nicht gern in die Schule, seine Leistungen liegen an der Grenze." Das muß anders werden, er muß seinen Weg finden, und das gelingt über das Gruppenerlebnis. – „Ich habe Sabine gern", sagt er sich täglich, und das hat Erfolg.

Ich erkläre den Kindern in Anwesenheit der Mütter, wie das AT abläuft.

Sie lernen etwas, behalten dies genauso wie eine Rechenart, wie eine Formel. Wer einmal in der Mathematik eine Formel richtig gelernt hat, behält sie meistens für das ganze Leben.

„Rechnen könnt ihr alle, z.B. $6 \times 6 = 36$, $50 + 50 = 100$.

Das konntet ihr auch nicht sofort, sondern ihr mußtet erst das Einmaleins verstehen, die Zahlen lernen. Die Zahlen von Null bis Zehn kennt ihr alle, mit ihnen könnt ihr rechnen. Damit versteht ihr, was Lernen ist. Hättet ihr die Zahlen nicht gelernt, so könntet ihr auch nicht rechnen.

Mit dem autogenen Training ist es so, als ob ihr neue Zahlen lernt. Ihr könnt besser behalten, euch besser konzentrieren. Das, was ihr dort lernt, wirkt immer und kann jeden Tag abgerufen werden.

Zuerst lernt ihr die Ruhe kennen. Ruhig zu sein und zu bleiben ist gut, das hilft. Diese Ruhe wird in jede Situation des Alltags übertragen.

Wenn ihr zum Beispiel eine Arbeit schreibt, setzt ihr euch ruhig hin, macht die Augen zu, atmet tief durch - aus und ein -, dann sagt ihr innerlich:
- Ich bin vollkommen ruhig -
    Später genügen wenige Worte:
- Vollkommen ruhig schaffe ich *es*! -
    Alle zusammen:
- Vollkommen ruhig, gelöst, entspannt schaffe ich *es*! -
    Jetzt nehmt ihr eine Entspannungshaltung ein - ihr liegt auf dem Rücken, ruhig auf dem Boden. Die Arme liegen leicht angewinkelt neben dem Körper mit den Handflächen auf dem Boden. Die Beine sind locker gestreckt, die Füße klappen auseinander. Augen bitte zumachen!
- Ruhig, gelöst, entspannt -
- Ruhig ausatmen - aus und ein, ein und aus, hin und her -
- Vollkommen ruhig, gelöst, entspannt -
- Ruhig, gelöst, entspannt, schwer -
- Arme und Beine sind ganz schwer - schwer -
- Der rechte Arm, der linke Arm, beide Arme sind warm -
- Auch die Hände sind warm -
- Eure Beine sind warm, auch die Fußsohlen -
- Es prickelt und kribbelt in den Füßen -
- Ihr seid ganz warm -
- Ruhig, gelöst, entspannt, schwer, warm -
    Stellt euch vor, ihr liegt auf einer Wiese, die Sonne scheint. In der Nähe hört ihr einen Bach murmeln, Schmetterlinge fliegen und Insekten summen - es ist eure Ferienwiese! Ihr seit ganz warm, die Atmung ist ruhig - ihr spürt, daß „ihr geatmet werdet"!
- Vollkommen ruhig, gelöst, entspannt -"
    Immer wiederhole ich diese Formel mit monotoner Stimme. Es ist so, als ob die Kinder langsam in die Tiefe sinken, die Außenwelt vergessen, nichts anderes mehr wahrnehmen, als diese tiefe Entspannung, die Schicht um Schicht erlebt wird - bis zum Zurücknehmen.

„Und nun wieder aufwachen! Hände zu Fäusten ballen, recken und strecken wie eine Katze - und ihr seid wieder da - Augen auf!"

„Mit diesen Übungen lernt ihr es, abzuschalten und umzuschalten auf die Ruhe - damit seid ihr ganz konzentriert."

Die Kinder stöhnen vor Wohlbehagen - sie haben die Entspannung erlebt. „Ich bin ganz müde geworden", ruft Lutz. Alle sind froh und haben begiffen, daß ihnen das AT helfen kann.

Die Kinder erholen sich, um dann mit neuen Kräften wieder da zu sein.
– Ihr seid mutig und froh –
– Mutig schreibt ihr eure Arbeit. Jeder Tag macht Spaß –
– Ruhig, mutig, konzentriert, gesund, froh –
– Ruhig, entspannt, fröhlich –
Die Mütter haben das AT miterlebt, ihre Fragen abgeklärt und neuen Mut geschöpft. Sie hoffen auf eine weitere positive Entwicklung für ihr Kind.


## Entspannungsübungen für Kinder als Weg zum autogenen Training

Die erste Aufgabe des AT – Ruhe und Erholung zu erreichen – gelingt am besten, wenn man Entspannung und Spannung bewußt macht. Daher bin ich schon Anfang der 60er Jahre dazu übergegangen, das AT durch Bewegungsformen zu unterstreichen, das heißt: ein „Davor und Danach" zu entwickeln und dies einzubeziehen.

Die Randaktivitäten haben sich hervorragend bewährt, um Spannungen und Verkrampfungen zu lösen. Kinder, die über Bildvorstellungen Bewegungen gestalten, sind fähig, je nach Alter die konzentrative Einstellung im AT schneller und besser zu erleben. Sie sind leichter ruhig, schwer, warm, gelöst und entspannt.

Jüngere Kinder werden mit spielerischen Bewegungsübungen vertraut gemacht. Die Vorstellung von Tieren hat sich in der Bewegung bewährt. Sie stellen den wachsamen Hund, den Katzenbuckel, den springenden Frosch, den Storchengang, den hüpfenden Vogel, den Pferderücken, den stampfenden Elefanten, den gleitenden Fisch, den watschelnden Seehund ebenso wie die schleichende Raubkatze – den Tiger – vor. Die Tiere eignen sich hervorragend für die Imitation, soweit sie den Kindern in der Vorstellung vertraut sind.

Ältere Kinder bekommen oft ein bestimmtes Thema, z.B. eine Geschichte, die sie pantomimisch ohne Worte, erzählen. Die Bewegungsform sagt alles aus, jeder versteht es, seine Vorstellung in der Bewegung auszudrücken. Bei allen Bewegungsformen, die über die Pantomime erfolgen, muß das Kind lernen, sein Ich zurückzustellen, sich vom Ich zu lösen, um konzentriert seine Aufgabe zu gestalten. Dabei helfen auch Bewegungsspiele – der Clown im Zirkus, sieben Mann auf einem Floß, Matrose auf dem Schiff –, Bilder, die ihnen bekannt sind.

Beliebt ist die „Spielkiste". Hier kann jedes Kind anregen, was die Teilnehmer der Gruppe darstellen sollen: sie fahren zusammen Auto, sie sind auf einem Schiff und ziehen die Segel ein, sie schimpfen sich aus. Sie spielen auf dem Jahrmarkt, sie sind auf der Schatzsuche, erleben den Unterwassertraum, versetzen sich in den Urwald und werden so über aktive Erlebnisgestaltung in die Entspannung geführt.

Die große muskuläre Entspannung kann durch ein improvisiertes Bewegungsspiel ihren Ausdruck finden. Die kleine muskuläre Entspannung ist feiner, sie verlangt ein Hineinhorchen, ein Hineinfühlen in sich selbst. Kleine Bewegungen – oft nur mit den Händen – erfordern höchste Konzentration, die durch innere Sammlung zum AT führt. Dabei wird ihnen die Atmung bewußt.

Bei entsprechender Erklärung verstehen die Kinder sehr gut, daß sie nicht selbst atmen, sondern daß sie geatmet werden. Eine ausdrucksvolle und überzeugende Bewegungsform stellen die Atementspannungsübungen dar – die Ruderatmung, die Seufzeratmung, die Vokalsingatmung, die Lachatmung, die Ruheatmung. In der Ruheatmung lasse ich die Kinder eine Hand oder beide Hände auf den Bauch legen, so spüren sie den „Atemberg" und das „Atemtal".

Die ruhige Aus- und Einatmung führt meistens in die Tiefe der Entspannung – oft sogar zu einem kurzen Schlaf. Der Gegensatz zu dieser tiefen Entspannung wird bei bewegungsfreudigen Kindern durch Spontaneität und Dynamik der Bewegung unterstrichen.

Aus der Erfahrung kann ich sagen, daß Kinder, die auf der einen Seite Spannung und dynamische Bewegung erleben, sich um so lieber der Ruhe hingeben, als sie auch die Notwendigkeit dieser Wechselwirkung selbst erspüren.

AT und Bewegung gehören zusammen – das eine ist ohne das andere nichts. So empfinden auch schon Kinder den Rhythmus und die Dynamik des Lebens.

## Bewegung und Musik

Schon Kinder leiden unter Bewegungsmangel, zumal sie abends oft vor dem Fernseher sitzen. Dann sind sie verkrampft, verspannt und schlafen infolgedessen nicht gut.

Die Eltern bringen sie zum AT, damit sie ruhiger, konzentrierter werden und dadurch gesund bleiben.

Das aber können sie nur, wenn auch ihr dynamischer Drang nach Bewegung erfüllt wird. Durch Bewegung werden Aggressionen abgebaut, Kontakte gefördert. Die auf die Bewegung folgende Ruhe, im AT das „Ausruhen", vergrößert den Abstand zu Problemen, macht sie durchsichtig, klärt ab und fördert die Reifung der Persönlichkeit.

Als Einleitung zum AT wähle ich natürliche Bewegungsformen, abgeleitet aus den Beobachtungen des täglichen Lebens – es wird Obst gepflückt, ein Haus gebaut, Holz gehackt, der schwere Rucksack mit einem Seufzer aufgenommen, es werden Steine geschleppt, das Pendel der Uhr in Gang gesetzt, Gras geschnitten, Korn gemäht usw. Auch können alle Bewegungsformen mit Vokalsingen untermalt werden. Auf der Basis von Akkorden, Dreiklängen, Terzen und Quinten, melodisch unterbaut und im Rhythmus wechselnd, kann man in vielen Variationen der inneren Dynamik gerecht werden und sie musikalisch ausmalen. Das G-Dur-Quartett von Schubert z.B. veranlaßte ohne Vorbild ein Spiel mit Fingern und Händen, wonach das Kind dirigierte, also Dirigent spielte.

Man kann beobachten, daß die natürlichen improvisierten Bewegungen in die Entspannung führen. Das kommt besonders beim Tanzrhythmus zum Ausdruck. Deswegen ist die natürlich-tänzerische Gymnastik eine Ergänzung zum AT.

Die Kinder drücken ihr Denken und Fühlen im Rhythmus der Bewegung aus. Sie finden dabei ihren eigenen Rhythmus – schwingen sich ein und finden sich selbst – was durch das musikalische Erlebnis gefördert wird. So wird die Lebensfreude betont.

Wie oft habe ich erlebt, daß die heitere Musik Mozarts ein gelöstes Lächeln in die Kindergesichter zauberte, ebenso das Forellenquintett von Schubert.

Andererseits habe ich festgestellt, daß vor allem bei älteren Kindern Bach den Auftakt zur Konzentration gibt, hier besonders Teile aus den Brandenburgischen Konzerten. Besonders musikalische Kinder empfinden ein Präludium oder eine Fuge als Aufforderung zu einer ruhigen Bewegung, die fließend in die Entspannung führt. Langsame wie auch schnelle Bewegungen werden dabei unbewußt gesteuert. Das Kind bekommt in solchen Stunden oft zum ersten Mal Beziehung zu sich selbst.

Wie bewegst du dich beim Gehen? Man kann schreiten wie ein Pfau, hüpfen wie ein

Frosch, stolzieren wie ein Storch, laufen wie ein Hase oder springen wie junge Pferde. Damit werden ihre Hemmungen angesprochen und so zur Lösung vorbereitet.

Gelegentlich stellen Kinder auch das „erwachende Frühjahr" dar – Bäume, Sträucher, aufblühende Blumen, Sonne, Mond und Sterne. Die Kinder bewegen sich nach Musik – spontan, wie es ihnen einfällt –, wobei Angstvorstellungen allmählich abgebaut werden.

Sie streben danach, ihrer Phantasie Raum zu geben, ihre Vorstellungen auszuleben.

Sie entdecken Fähigkeiten bei sich selbst. Das führt zu anderen Gedanken, zu schöpferischen Spielen; dies wiederum trägt zur positiven Einstellung im Leben bei, was sich im Dasein auswirkt, es wachsen ihnen neue Kräfte.

Die aggressionsbetonte, laute, unruhige Gruppe, die „Lärm liebt", lasse ich zunächst toben, schalte dann über Beat und Jazz manchmal auf „Haushaltsmusik" um – auf musikalischen Lärm mit „Topf und Deckel" –, das ist eine „Ventilreaktion". Wir gebrauchen Orffsche Instrumente, die das gruppendynamische Erlebnis herbeiführen. Dabei entdeckt das Kind, daß es sich mit Musik ausdrücken kann.

Bei jüngeren Kindern ist die Bewegungspantomime sehr beliebt, sie stellen gern Tiere dar – die Katze, den Hund, den Elefanten, den Tiger, Löwen, aber auch Gänse, Enten, Hähne, Kühe und Pferde, manchmal auch das Kängeruh.

Temperamentvolle Kinder begleiten ihre Bewegung mit Tierlauten in allen Tönen, wobei begleitende Musik herausfordert.

Das Zentralproblem – besser die Zentralaufgabe – des AT und seiner hier aufgezeigten Randhilfen ist die „Befreiung des Ich" – das Wachsen zum Selbst – und dadurch die Entwicklung der im Leben frei schaffenden Persönlichkeit, die nun ihrerseits in der Lage ist, Wesentliches zu sehen und zu tun.

## Malen – Zeichnen – Kreativität

Ergänzend zur Aktivität des Spiels werden kreativ Bilder aus der Vorstellung gezeichnet und gemalt, die aus der Phantasie des Kindes Gestalt annehmen. Es macht ihnen Freude, mit Farben umzugehen, gleich, ob sie Malstifte in der Hand haben oder mit den Fingerkuppen die „Tupf- und Streichmethode" ausüben. Ein roter Punkt kann eine Blume, ein gelber Punkt eine Sonne darstellen. Die Kinder malen aus sich heraus, und man kann dadurch in ihr Innenleben hineinschauen.

Natürlich werden keine Probleme „weggetupft". Farben an sich sind ein Therapiefaktor – sie stimmen um und stimmen ein –, die positiven Kräfte werden geweckt. Es kommt zur Lösung von inneren Verspannungen und Hemmungen.

Kinder zeichnen oft charakteristisch ihre Eltern und Geschwister, auch die übrigen Verwandten als große und kleine Tiere. Sie symbolisieren damit ihr Empfinden für den Erwachsenen. Einmal steht der starke Vater im Vordergrund, und die Mutter ist nur die winzig kleine Maus, eine anderes Mal ist es umgekehrt, Verwandte und Geschwister „zeigen ihre Krallen". Wer psychotherapeutisch arbeitet, kann den Wert solcher Aussagen erkennen.

Kinder malen immer gern – auch solche, von denen man dachte, sie fänden keine Beziehung dazu, entwickeln ihre eigenen Gedanken und Vorstellungen.

Malen und Zeichnen gehören als fester Bestandteil zum AT.

## Das Spontanspiel als Weg zum autogenen Training

Das Spontanspiel ist zur Lösung von Hemmungen und Komplexen eine großartige Hilfe – eine Vorbereitung zum AT, die Freude macht. Es geht darum, die Phantasie des Kindes anzuregen, schöpferische Impulse wachzurufen, sie als aufdeckendes Verfahren für die Diskrepanzen des Lebens einzusetzen. Dieses in unserem AT so beliebte Spontanspiel ist vielseitig motiviert:

1. *Erlebnisse des Alltags:* auf der Autobahn, Besuch beim Arzt, beim Zahnarzt, im Zirkus, im Kasperltheater etc.
2. *Ein phantastisches Geschehen:* Fahrt zum Mond, Besuch auf einem hohen Berg, Tieftauchen im Meer, Begegnung mit wilden Tieren, Urwald.
3. *Utopische Geschichten:* „Was nicht sein kann und doch geschieht."
4. *Märchen in neuer Form, Phantasiegeschichten:* „Der singende Seehund", „Traumreise zum Mond".

Diese Spontanspiele lassen sich als Einführung zum AT gestalten. Mit viel Bewegung, oft auch mit viel Lärm, lasse ich sie von jungen, möglichst phantasiebegabten Menschen durchführen (Studenten und Studentinnen der Medizin, Psychologie, Soziologie, Sozialpädagogik, denen diese Arbeit Freude macht). Sie entstehen oft aus der Umweltsituation. So wurde auf Sylt das Märchen vom „singenden Seehund" lebendig.

Plötzlichen Gedankenimpulsen zu folgen, eine Idee aus dem Augenblick in die Tat umzusetzen – bei gleichzeitiger Fähigkeit, die Kinder zu beobachten –, ist dabei entscheidend. Ich lasse daher Protokolle anfertigen, die Beobachtungen in einfacher Form schriftlich fixieren, die für die Auswertung von Bedeutung sind.

Bei den Spontanspielen kommt es darauf an, daß alle Kinder gleichermaßen gefordert werden, daß die Phantasie jedes einzelnen angeregt wird. Mit der Zeit werden falsche Hemmungen abgebaut, die Erlebnisfähigkeit vertieft – was wiederum ein Ansatz zur freien Entwicklung der Persönlichkeit ist.

Ähnlich wie im Psychodrama kommt es auch hier einerseits zur Entladung der bei vielen Kindern überschüssigen Aggressivität, andererseits zur Kontaktaufnahme, was zu einer Harmonisierung des seelisch-körperlichen Gleichgewichts führt.

Zu 1. Im *Erlebnis des Alltags* soll ein Ereignis möglichst heiter und fröhlich wiedergegeben werden – das „Über-der-Situation-Stehen" ist wesentlich. Und das ist eine Aufgabe, die Spaß macht.

So hatte Udo zum Zahnarzt einen dicken, großen Hund mitgebracht, der jämmerlich heulend in seiner Hundesprache den Zahnschmerz markierte. Alle Kinder sahen ihn in den Rachen, und das „Lachen" nahm kein Ende. Der Hund beim Zahnarzt brachte die vergnügte Atmosphäre mit sich, in der die Kinder schnell Kontakt finden.

Ob der Besuch im Zirkus gespielt wird oder der Stau auf der Autobahn, immer wieder wird das Schwerpunktgeschehen praktisch dargestellt.

Dies hat Beziehung zum Alltag, zum kindlichen Verhalten. Das Kind, das einerseits den Erwachsenen nachahmt, sich andererseits aber auch aus seiner persönlichen Einstellung heraus völlig anders benimmt, ist herausgefordert. Es soll eine Situation meistern. Sobald dies heiter und gelöst geschieht, sind in jeder Beziehung Sinn und Ziel dieses Spontanspiels erreicht.

Zu 2. Hier arbeiten wir mit der im kindlichen Gemüt angeregten *Phantasie*, die eine Beziehung zur Realität hat. Fast jedes Kind kennt die Mondlandung und macht Känguruhschritte auf dem Mond, wie es sie im Fernsehen bei der Landung der Astronauten beobachten konnte. Dieser Besuch auf dem Mond wird weiter ausgemalt. Oder die geheimnisvolle Tiefe der Meere, die vielen Kindern durch das Fernsehen (Erlebnisse mit Hans Hass) vertraut ist, wie auch das Klettern in hohen Bergen oder der Besuch von Wildtieren in Naturparks.

Hier begegnen sie Gefahren, sie müssen daher mutig und stark sein. Es gelingt ihnen damit, hinter manche Geheimnisse zu kommen, die wirkliche Ereignisse mit ihrer Phantasie koppelten.

Zu 3. Das Spielen *utopischer Geschichten* fordert die Phantasie, mehr noch das Spiel der Gedanken heraus. Hier passieren unwirkliche Dinge im unwirklichen Rahmen, die Kinder denken sich etwas aus, z.B. das Jahr 2000 mit phantastisch fliegenden Autos, fliegenden Untertassen, die wie Autos als Taxis dienen, Besuch der Sterne, mit dem Raumschiff zum Mond fliegen, daß jeder Mensch mit einem Steuergerät in der Hand fliegen kann, daß es keine Motorengeräusche mehr gibt, daß Einkäufe von Computern getätigt werden, daß die Arbeit zum großen Teil mechanisch durch Knopfdruck bewältigt wird, daß man nur noch Kurzschlaf benötigt und dabei noch sein Gehirn aufladen kann, daß alles, was nicht möglich ist, möglich wird, daß alles, was man sich ausdenkt, in Erfüllung geht, wenn man sich nur genügend konzentriert.

Zu 4. *Märchen* haben wieder einen anderen Charakter, die Kinder spielen selten die wohlbekannten Grimmschen Märchen. Die Zeit der Kaiser, Könige, Prinzen und Prinzessinnen ist vorbei. Feuerspeiende Drachen, Krokodile und große Raubvögel gehören der Vergangenheit an. Märchen aus der Sicht der Früh- und Vorgeschichte werden nur noch erzählt.

Dagegen konzipieren sich aus der Fülle der technisierten Welt neue Märchen, Märchen die eine reale Basis haben, deren Wege jedoch im Land der Phantasie angelegt sind.

Sehr gut bewährt haben sich Märchen, die gleichzeitig aufklären, die z.B. Organgeschehen oder Naturereignisse darstellen.

Märchen vom „Besuch des Herzens", des „Atemberges", der „Leberwerkstatt" und des „Denkzentrums" mitten „im Stillen Ozean" – in der Ruhe – oder phantastische Märchen von Sonne, Mond und Sternen interessieren die Kinder sehr. Es sind Phantasiegeschichten, in denen die Kinder leben.

Die Technik mit ihren schnellsausenden Flugzeugen kommt uns hier zu Hilfe. Damit läßt sich auch die Gestaltung der Zauberfahrzeuge auf Vokalbasis erklären, die den Kindern Freude macht. Diese Märchen lassen sich sowohl spielen, wie auch als Phantasieerzählung zur Einführung in das AT einsetzen.

Das Spontanspiel, ganz gleich auf welcher Basis man es mit den Kindern durchführt, ist eine Herausforderung der Aktivität. Es stellt die emotionale Verarbeitung eines Ereignisses, oft als Phantasievorstellung dar. Das Schwerpunkterlebnis – das, was jedes Kind als am schönsten empfindet – wird oft durch ein gemaltes Bild festgehalten – Malen und Zeichnen sind eine Ergänzung des Spontantheaters.

Die Kinder werden laufend in ihrer Phantasie angeregt, denken sich weitere Geschichten aus. So gelingt es, die vor dem AT mögliche Spannung und mit Beendigung des Spiels die Entspannung herbeizuführen.

Zusammenfassend halte ich das Spontanspiel für eines der wichtigsten Zugänge zum kindergerechten AT.

# Praxis der Selbsthypnose –
# Formelhafte Vorsatzhilfe

Haben die Kinder die Übungen des AT gelernt und geübt, dann kommen die Vorsatzhilfen zum Tragen – die mögliche Programmierung. Das Kind konzentriert sich positiv auf sein eigentliches Anliegen, auf sein Problem, welcher Art auch immer.

Wie man bei der Handhabung der Übungen erkennt, ist die Praxis der Selbstbeeinflussung ein wichtiger Faktor im AT. Die Vorsätze, die mit den Kindern einzeln oder in der Gruppe erarbeitet werden, sind Lebenshilfen. Sie beziehen sich auf den vom Kind gewünschten Erfolg, beinhalten also ein Wunschdenken, das – unterbaut mit der Konsequenz des Tuns, des Lernens, des Arbeitens – in Erfüllung geht.

– Ich schaffe *es*! –

wobei das „es" individuell verschieden ist.

Dies ist einer der allgemeinen Vorsätze, gültig für alle – für häusliche Situationen, für den Schulbereich, für die Bewältigung des Tages.

– Ich schaffe *es*! –

das ist eine positive Ausstrahlung, ein „Ja zum Leben".

Von hier aus kann der Schüler in Spezialgebiete hineingehen – in Fächer, die ihn beschäftigen, in denen er unsicher ist, die ihm aber Freude machen. Hier kann man eine Vorsatzhilfe erarbeiten und einbauen.

Jugendliche und ältere Schüler sind fähig, konzentrativ den Lernvorgang zu üben. Sie schaffen *es*, sind damit glücklich und zufrieden. Der „seelische Notstand" ist beseitigt, da sie nun ruhig und zuversichtlich Selbstvertrauen entwickeln.

– Ich habe Vertrauen –

Dieser Vorsatz wirkt sich positiv aus. Damit sind sie bei Klassenarbeiten ruhig und konzentriert, denn in der Ruhe liegt die Kraft zur Konzentration.

– Ruhig, mutig, sicher, frei und froh –

So, wie man die einmal gelernte Formel aus der Mathematik

$$(a+b)^2 = a^2 + 2\,ab + b^2$$

nie vergißt, ist es auch bei allen Lernvorgängen, die mit dem AT gesteuert werden.

Die Formeln sollen kurz, knapp, gegenwartsnah, positiv und wahrheitsgemäß sein. Je kürzer sie sind, desto besser prägen sie sich ein:

– Ich habe Vertrauen –

– Ich konzentriere mich –

– Ich lerne gern, ich arbeite gut –

– Ich stelle mich positiv ein – Ich arbeite intensiv –

– Ich bestehe mein Examen –

– Mutig, sicher, frei und froh habe ich Vertrauen –

Damit ist der Schüler auf Konzentrations- und Leistungsintensität angesprochen, darüber hinaus wird eine Basis für die Entwicklung seiner Persönlichkeit geschaffen.

– Ich lerne gern – Ich arbeite gut –

– Ich arbeite gut für Englisch –

– Ich lerne meine Vokabeln –

– Ich lerne die Grammatik –
– Ich spreche gut – Ich spreche klar und deutlich –
– Ich freue mich – Ich schaffe *es*! – Ich behalte *es* –
   Wie man ein Samenkorn in die vorbereitete Erde legt, wie nach einiger Zeit der Same aufgeht und eine Pflanze daraus wird, so erfüllt sich der Vorsatz.

   Die Vorsatzformel – als konzentrative Einstellung – wird also einprogrammiert, zunächst in die oberen Schichten des Bewußtseins.

   Beherrscht das Kind das AT, so kann es in einer bestimmten Schicht des Unterbewußtseins eine „Schublade" aufziehen und den Vorsatz hineinlegen. Dann macht es die Schublade wieder zu (Schubladenphänomen).

   Der Vorsatz beginnt nach einiger Zeit zu wirken. Das Kind nimmt sich konzentrativ etwas vor, gibt sich selbst einen Auftrag und führt diesen aus – das ist charakteristisch für die Auto- oder Selbsthypnose –, ein Lernvorgang im psychischen Bereich, der aus der Ruhe heraus entwickelt wird.
– Ich bin vollkommen ruhig, vollkommen ruhig, gelöst, entspannt –
   Angst haben auch die Kinder, die stottern. Sie ist oft Ursache der Sprachhemmung.
   Der Gegenbegriff von Angst ist Mut! – Daher ist die positiv erarbeitete Vorsatzhilfe von Bedeutung.
– Ich habe Mut, ich spreche gut, ich spreche klar und deutlich –
– Mutig, sicher, frei und froh löse ich meine Aufgaben –
So werden die Kinder zu einer positiven Einstellung geführt, die Schicht um Schicht einprogrammiert wird. Sie lernen positiv zu sein, sie bekommen Selbstvertrauen.

   Auch Organstörungen lassen sich abstellen, wenn die Ursache erkennbar ist:
Das vor Aufregung klopfende Herz wird beruhigt:
– Herz ruhig, gleichmäßig, kräftig, regelmäßig –
Der Magen reagiert auf die Ruheeinstellung, nervöses Erbrechen unterbleibt:
– ruhig, gelöst, entspannt –
Nabelkoliken verschwinden:
– Bauch, Sonnengeflecht strömend warm –
nervöse Kopfschmerzen werden beseitigt:
– Kopf klar – Stirn ein wenig kühl –
Schlafstörungen werden beseitigt:
– Ich schlafe gut – Ich schlafe die ganze Nacht –
– ruhig, vollkommen ruhig schlafe ich gut –

# Hypnose im Kindesalter

Wie I.H. Schultz schon betonte, ist es sehr schwer, bei Kindern Hypnose durchzuführen – sie wird deshalb wenig angewandt. Und doch habe ich bei Kindern, die mit dem AT nicht ohne weiteres anzusprechen waren, bei denen die Vorbereitungsarbeit zu langwierig und dadurch der Erfolg in Frage gestellt war, überraschende Ergebnisse erzielt.

Sie führen zu der Überlegung, daß in speziellen Fällen, bei psychosomatischen Störungen und Krankheiten die Hypnose gerechtfertigt, also in die Überlegungen eines therapeutischen Programms einzubeziehen ist. Auch läßt sich das AT gerade durch die Hypnose vorbereiten – sie bedeutet damit eine Verkürzung des Weges zum AT.

Das AT wird in seiner Konzeption, in seiner Übungsfolge schneller und leichter erfaßt und mit großer Selbstverständlichkeit in das Alltagsprogramm des Kindes übernommen, zumal durch die Hypnose direkt eine Programmierung erfolgen kann. Fehler werden abgestellt, Aufgaben angelegt und erfüllt – ein Vorgehen, das im AT nach I.H. Schultz zugrunde gelegt wurde. Die Voraussetzung für die positive Wirkung einer Hypnose – der Herbeiführung eines schlafähnlichen Zustands mit Einengung des Bewußtseins – steht und fällt mit der Persönlichkeit des Arztes, mit seinem Zugang zum Kind. Die gewünschte seelische und körperliche Veränderung im Sinne einer Heilwirkung kann nur auf einer Vertrauensbasis erfolgen, und diese wird suggestiv erreicht.

Die Einführung zur Hypnose erfolgt durch die Schwere- und Wärmeübung als von mir so benanntes Hypnotraining. In der Versenkung, der vertieften Entspannung, erfolgt der Einsatz knapp und klar, damit die Suggestion des Vorsatzes, der von Mal zu Mal intensiver wirkt.

Mit dieser gestuften Aktivhypnose – verbunden mit einem posthypnotischen Auftrag – lassen sich konfliktbesetzte Kinder ansprechen. In der Therapie werden die Ursachen erkannt, womit der Weg zur Gesundung beginnt.

Das von mir durchgeführte Hypnotraining wandte ich bei einer 14jährigen Schülerin an, die unter motorischer Unruhe litt. Die tiefe Entspannung ließ sie endlich zur Ruhe kommen, der körperliche Zustand besserte sich mit jeder Übung. Das Kind hatte sich in einem seelischen Notstand befunden – bedingt durch die Streitereien der Eltern, die Disharmonie und Unfrieden auslösten. Da die Eltern ihre Tochter beide sehr liebten, stellten sie sich positiv ein, was ihr Verhältnis wieder in Ordnung brachte. Das Kinde wurde symptomfrei, gesund!

Hier kann man erkennen, daß Umwelteinflüsse krank machen. Das AT ist in diesem Sinne eine positive Psychotherapie.

# Autogenes Training
# für ältere Kinder und Jugendliche

Jugendliche sind oft aggressiv übersteuert, manchmal auch sehr kontaktarm. Sie haben erkannt, daß ihre Konzentration und damit auch die Leistungen besser werden müssen, haben aber nicht die Energie, sich zu ändern. Sie haben Schwierigkeiten, das AT zu verstehen und zu erlernen, was besonders durch die Phasen der Pubertät bedingt ist.

Auch liegt der aggressiven Haltung oft eine tiefe Angst zugrunde, die der Jugendliche nach außen nicht zeigt, die aber sein Wesen prägt.

Die Ursache herauszufinden, die im familiären, im schulischen, aber auch im zwischenmenschlichen Bereich verborgen sein kann, ist wichtig. Dazu braucht man Zeit und Geduld.

Wir kennen den Jugendlichen, der gegen alles ist – gegen den Erwachsenen, gegen die Meinung seiner Eltern, gegen das, was auf ihn zukommt. Er reagiert negativ.

Eine ausreichende, tiefgreifende Gesprächsvorbereitung zum AT ist erforderlich, gegebenenfalls auch ein Einzeltraining vor der Gruppeneingliederung, wenn der Jugendliche dazu bereit ist. Sehr positiv habe ich die Gespräche vor dem Training empfunden, bei denen sich die einzelnen in der Gruppe aussprachen. Hier ist es Aufgabe des Übungsleiters, mehr zuzuhören als zu sprechen und nur wenn nötig einzugreifen. „Einen Sack auspacken" bedeutet Entlastung, Klärung der inneren Situation und damit neue Wege zu finden.

Als Randaktivität ist besonders der Umgang mit Farben – Malen und Zeichnen – zu werten. In den Bildern und Farben kann der einzelne seine Gefühle ausdrücken. Für musikalisch Begabte ist das Hören und Gestalten von Musik ein Mittel der Wahl. Ebenso hat sich das Rollenspiel als therapeutisch hilfreich erwiesen.

Bei den Jugendlichen haben sich auch sportliche Spiele bewährt, die im Rahmen meiner Praxis von einem jungen Sportarzt durchgeführt werden. Sie entspannen und bereiten die Übungen des AT vor.

Das AT ist für Jugendliche eine Hilfe in Lebenskrisen, bei psychosomatischen Störungen und immer dann, wenn sie ihren Weg suchen und finden müssen, um zu selbständigen Persönlichkeiten heranzuwachsen.

Theo, 17 Jahre alt, war der erklärte Liebling seiner Mutter – er hing sehr an ihr. Es war eine Symbiose, die in diesem Alter ungewöhnlich ist. Der Vater war eifersüchtig, er verstand weder seine Frau noch seinen Jungen, und so kam es zu heftigen Auseinandersetzungen – meist über Kleinigkeiten – und auch zu Ehekrisen.

Der Sohn stellte sich voll hinter die Mutter und mußte in Kauf nehmen, daß er noch Ohrfeigen bekam, wobei ich nicht sicher bin, wie weit die Aggression des Jungen gegenüber dem Vater ausgetragen wurde.

Der Muttel fiel es ausgesprochen schwer, sachliche Konsequenzen zu ziehen, auch dem Mann gerecht zu werden.

Das Problem bewältigte sie nach 4 Monaten psychotherapeutischer Behandlung, zu der auch das AT gehörte. Sie lernte es, den Jungen „zu lassen" und versuchte, durch positive Einstellung ihren Mann mehr für sich zu gewinnen.

Der sehr verständige Junge sah das Problem seiner Mutter, und es gelang mir, ihn mit dem AT durch entsprechende Vorsätze zu stabilisieren.

Der Junge machte ein gutes Abitur, studierte Tiermedizin und ging bald seine eigenen Wege. Durch das AT, das der Junge und die Mutter erlernt hatten, wurde im Sinne der Vorsorge die Familie angesprochen, und sie kam wieder in Ordnung.

Theo hatte gelernt, sich richtig zu verhalten, womit das Familienproblem – in diesem Fall die Eheschwierigkeiten – bewältigt wurde.

Wenn auch bei Jugendlichen schon mehr persönliche Probleme eine Rolle spielen, auch gestörte Elternkontakte oft ihr Leben erschweren, so ist doch auch bei diesen Schülern der Wunsch nach Konzentration und Leistung vorhanden.

Auch ist die Angst vor der zu erbringenden Leistung, die Angst vor Arbeiten und Prüfungen oft riesengroß, vor allem dann, wenn sie nicht genug gearbeitet haben, wenn das Wissen fehlt. Wenn sie erfahren, daß durch das AT die Arbeitsenergie geweckt wird, stellen sie sich positiv ein. Dies wird durch Gespräche vorbereitet: Wie war der Tag? – Was brachte die Woche? – Welche Begegnungen waren wichtig? So teilen sich die Schüler untereinander mit – kritisch beurteilt von der Gruppe.

Gemeinsame Erlebnisse, sportliche Aktivitäten, aber auch Besprechung von Büchern, ergänzt durch musische Tätigkeiten, führen hier über gemeinsame Interessen zur Verbundenheit. Dies ist in einer Zeit der „zusammengeschrumpften Familien" besonders wichtig. Früher erfolgte das Abschleifen des einzelnen im Kreis einer großen Familie fast unbemerkt. Heute entstehen – bedingt durch die Umwelt – Fehlhaltungen, die auf die Dauer krank machen, und das kann man mit dem AT verhüten, es ist in diesem Sinne eine echte Gesundheitsvorsorge.

Die immer wiederholten Übungen beruhigen, bringen Sicherheit und Selbstvertrauen, was eine Stabilisierung der Persönlichkeit bedeutet. Die Jugendlichen erhalten im richtigen Augenblick Hilfe. Oft dann, wenn ihnen das Elternhaus fast nichts mehr gilt, erkennen sie Zusammenhänge im zwischenmenschlichen Bereich und sind dann fähig, innere Ordnung zu schaffen, mit der sie eine positive Lebenseinstellung finden.

## Erfahrungsaustausch

Monatlich einmal findet ein Erfahrungsaustausch zwischen Eltern, behandelndem Arzt, Psychologen und mitarbeitenden Pädagogen statt.

Jeder Arzt, der „seine Kinder" genau kennt, kann über auffälliges Verhalten Auskunft geben, wodurch die Ursache der Störungen leichter erkannt und angegangen werden kann.

Einzelgespräche mit der Mutter, auch mit beiden Elternteilen, finden laufend, ergänzend zur Behandlung statt. Auf Wunsch der Eltern können mit Einverständnis der Kinder auch Probleme in der Gruppe im Erfahrungsaustausch offen behandelt werden. Dadurch kommt meist ein Gespräch in Gang, in dem über Schwierigkeiten und Erfolge gesprochen wird. Bei einer solchen Zusammenkunft stelle ich das AT aus der Sicht der Kinderarbeit vor und führe Übungen mit den Müttern, Eltern oder auch im „Spiegelspiel" durch, wodurch sie eine Beziehung zu dieser Arbeit bekommen.

Ein Arzt erlebte bei einer solchen Darstellung in Hamburg sein eigenes Verhalten „im Spiegel". Seine Tochter, die die Mutter der Familie darstellte, sagte: „Du kommst immer so spät nach Hause, du kümmerst dich ja gar nicht um mich, ich muß alles selbst entscheiden."

Damit stellte das Kind die Situation zu Hause vor. Der Arzt stellte erstaunt fest, daß „sein Streß" an den Kindern nicht spurlos vorüberging, und von Streß ist heute jede Familie bedroht.

Ein sich abzeichnender Erfolg bei den Kindern ermutigt die Eltern sehr, nimmt Einfluß auf das Familienleben, das dann oft weniger aggressiv verläuft, zumal alle beteiligten Personen durch das AT eine positive Einstellung beziehen.

Verhaltensauffällige wie auch verhaltensgestörte Kinder mit psychosomatischen Reaktionen und Krankheiten brauchen den persönlichen Kontakt mit dem Arzt. Es ist sinnvoll, die Gruppe heterogen aufzubauen, da das psychosomatisch gestörte oder kranke Kind in einem gesunden Gemeinschaftsklima seine Fehlhaltung besser ablegen und sich so stabilisieren kann. Deshalb ist der Einsatz einer individuell gezielten Vorsatzhilfe wichtig, die der Arzt in diesen Fällen persönlich mit dem Kind erarbeiten muß.

Dies erkläre ich den Eltern, um Aufgaben und Ziele des AT aufzuzeigen.

Wie weit Eltern auf das Üben Einfluß nehmen, hängt von der Situation ab. Ich empfehle immer äußerste Zurückhaltung. Erst dann, wenn das Kind träge wird, das AT mit seinen Vorsätzen nicht mehr regelmäßig übt, sollten die Eltern vorsichtig eingreifen.

Das nervöse Kind wird intensiv angesprochen, Schlafstörungen werden beseitigt, Konzentrationshilfen vermittelt – das gelingt um so besser, je intensiver die Praxis der Vorsatzhilfe zum Tragen kommt.

Jedes Kind erhält während der ersten 3 Monate im AT seinen Vorsatz, der verständlich formuliert wird – knapp, gegenwartsnah, wahrheitsgemäß und positiv –, nur so kann er wirken. Ich erkläre Bedeutung und Entwicklung der Vorsatzhilfen – wichtig für den Erfolg des AT.

„Ich habe keinen Vorsatz", so kam weinend ein sechsjähriger Junge nach dem Training zu mir. „Alle Kinder haben einen, ich nicht." Ich mußte ihm und auch seiner Mutter erklären, daß für gewöhnlich ein Vierteljahr Zeit benötigt wird, bis der Vorsatz verstanden und eingesetzt werden kann. Und er war erst das 3. Mal in der Gruppe und hatte, da er verspätet kam, die Erklärung zum Vorsatz nicht mitbekommen.

Mütter (Eltern) sollten diese Vorsatzhilfe ihres Kindes kennen, aber nicht darüber sprechen. Der Vorsatz sollte ohne Befehl, ohne Druck zur Wirkung kommen. Der Zeitpunkt, an dem das Kind immer daran denkt, kommt ohnehin. Mit geeigneten Vorsätzen haben die Kinder auch die Gelegenheit, ihre Lern- und Konzentrationsbereitschaft zu erhöhen. Das wirkt sich für sie selbst, für die Schule und auch für das Elternhaus positiv aus.

## Müttertraining

Während des AT mit Kindern durchgeführt wird, kann man auch Mütter damit vertraut machen, was im Prinzip nicht anders verläuft, als das Training in sonstigen Kursen. Jedoch scheint es mir sinnvoll, die Belange der Kinder dabei anzusprechen, Zusammenhänge der Lebensschwierigkeiten zu erklären; das führt wiederum zum Gedankenaustausch der Mütter untereinander, verbindet sie. Sie haben ihre eigenen Erfahrungen und sind meistens bereit, bei ihnen liegende Fehler einzusehen und abzustellen, sich zu ändern. Das bedeutet manchmal eine Umstrukturierung der Familie. Oft verlieren Probleme und Konflikte ihre Bedeutung, und eine Harmonisierung im Familienleben ist die Folge.

# Mein psychotherapeutischer Weg zum autogenen Training für jüngere Kinder

Immer dann, wenn Kinder ihren Eltern Sorgen bereiteten, wenn sie Kummer hatten oder traurig waren, konnte ich oft helfen, sie wieder ins Gleichgewicht zu bringen.

Das dauerte immer einige Zeit – aber da ich in meiner Eigenschaft als Haus- und Familienärztin gerade mit den Kindern viel Kontakt hatte, gelang es mir, Einfluß auf sie zu gewinnen.

Damals – Anfang der 50er Jahre – hatte ich mir eine spezielle therapeutische Spielmethode ausgedacht. Ich ließ eine versenkbare Kasperlefigur – den „Zäpfel Kern", eine Art Hampelmann – aus einem becherartigen Behälter schnell auftauchen, also sichtbar werden, und wieder schnell in der Tiefe verschwinden. Die Kinder staunten – vor allem darüber, daß er so viel wußte, ihnen so manches erzählen konnte.

Oft wurde ein Frage-Antwort-Spiel daraus, und die Kinder befolgten seine Ratschläge.

Das war das „verpackte, therapeutische, spaßmachende Gespräch", eine Einführung zur Gesundheitsvorsorge und zum AT, die auf die vorangegangene Gesprächsinformation durch die Mutter oder die Eltern zurückging.

In den folgenden Jahren häuften sich die Fälle, in denen Eltern Kinder zu mir brachten, die nervös, unruhig waren, nicht schlafen konnten, unter Konzentrationsmangel und Leistungsschwäche litten.

Immer wieder fiel mir etwas Neues ein, um die Kinder richtig anzusprechen. Ich faszinierte sie mit Geschichten, damit wurden sie für den Alltag um- und eingestimmt, ein Erfolg, den wir – Eltern, Lehrer und ich – gemeinsam auswerten konnten.

Erstaunlich war die Auswirkung meiner Erzählungen in Form von Phantasiegeschichten oder Märchen, mit denen die Kinder – beeinflußt von der „verpackten Lernformel" – über sich hinauswuchsen.

So entfalteten Märchen, in denen die Kinder mitlebten, als Geschichten zum Zuhören ihre Wirkung.

Die Kinder wurden von der Spannung des Tages über die Spannung der Geschichte in die Entspannung der tiefen Ruhe geführt, womit ihre kleinen Probleme bewältigt, ihre psychosomatischen Störungen beseitigt wurden. Und dabei bin ich schon beim AT angekommen.

Die Ruhetönung nahm sie auf, die Beeinflussung erfolgte in Form des Hypnotrainings, einer Suggestivform, die zwischen AT und Hypnose steht. Ich gehe in der Vorstellung an den 7 Übungen der Unterstufe des AT wie an einer Lotleine entlang und integriere schichtweise den kindgerecht formulierten Vorsatz, der dann im Unterbewußtsein aufgenommen und verinnerlicht wird, wie es in verschiedenen Kapiteln dieses Buches zum Ausdruck kommt.

Ab 1956 führte ich das AT für Kinder zunächst in Einzeltherapie durch, ab 1960 begann ich mit der Gruppentherapie (7–10 Kinder) (Abb. 3), die sich in der Praxis bei psychosomatischen Störungen und Krankheiten bewährte und die ich auch seit 1968 bei der Deutschen Gesellschaft für Gesundheitsvorsorge einsetze.

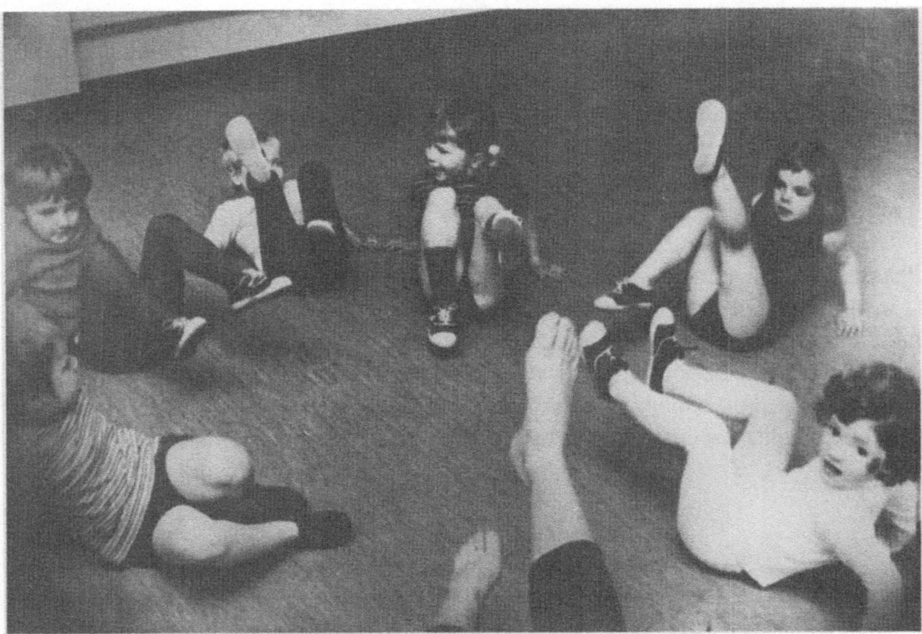

**Abb. 3.** Bild einer Gruppe jüngerer Kinder vor dem AT

Die mir wichtig scheinende Aufgabe war es, zunächst das Interesse der Gruppe zu wecken, um damit bei den Kindern Spannung und Entspannung zu erzeugen. Sie erlebten mit, was ihnen in einer faszinierenden Form, in der Phantasiegeschichte, vorgestellt wurde.

Die Phantasiegeschichte beginnt oft mit einer Traumreise zum Himmel, zum Mond, zu den Sternen mit dem *Babe,* der Rakete. Ebenso bedeutungsvoll sind Erlebnisse am Strand, am Meer. Mit dem *Babebi,* dem Zauberschiff, gleiten sie über das Wasser. Ein Zauberauto – das *Babebibo* – bringt sie auf eine Wiese, in den Wald, das Zauberflugzeug auf den Berg, mit ihm geht es dann in die Luft. Der Propeller wird über das Summen der Silbe „om" angetrieben – ein Zeichen für die innere Aktivität.

Das Flugzeug, das *Babebibobu* – aus den Vokalen und einem Konsonanten, dem b, zusammengesetzt –, nimmt die Kinder zu einer phantastischen Reise auf.

Wem wir im Weltall begegnen, was wir auf dem Mond erleben, wie wir die Sterne sehen, alles entspricht der intuitiven Vision des Augenblicks, die später haften bleibt.

Jedes Kind in der Gruppe – es sind meist 7 Kinder – erlebt eine solche Traumreise.

Die konzentrative Vorstellung und auch die konzentrative Einstellung der Kinder ist sehr verschieden, und so verschieden sind auch ihre Erlebnisse, von denen sie später berichten.

Mit jüngeren Kindern führt uns die Traumreise zunächst auf eine Wiese, wir begegnen dort den Blumen und Schmetterlingen, den Insekten, den Marienkäfern, den Bienen, den Hummeln. Die Kinder erleben den murmelnden Bach, verstehen seine Sprache und auch die Sprache der Tiere, und sie sind glücklich.

Auch kann das Kind wie ein Vogel über die Landschaft fliegen, es ist frei und fühlt sich froh! Die Fesseln – „du mußt, du darfst, du sollst" – sind abgefallen. Das Kind freut sich.

Es erlebt „seinen Flug über den Dingen". Zurückgekehrt von einer solchen Flugreise fühlt es sich leicht und hat neue Kräfte für seinen Tag. Hier erkennt man die Bedeutung einer Traumreise, die ruhig und glücklich macht, die zur Harmonie führt.

Diese Arbeit mit Kindern bringt den von I.H. Schulz geforderten Abstand zum Tag, Besinnung und Sammlung in der Tiefe. In der konzentrativen Vorstellung wird die Phantasie lebendig, die dann in der konzentrativen Einstellung das Lernprogramm aufnimmt.

Die Grundlagen des AT sind bereits angesprochen, und ich fand so den Weg zu den Phantasiegeschichten, die über den Suggestiveinstieg gestaltet werden.

In ihnen ist gleichsam der Wirkstoff – das Lernprogramm – versteckt, das den Kindern hilft, den Weg zu sich selbst zu finden.

Nach 30 Jahren Erfahrung auf diesem Gebiet stelle ich nunmehr eine Arbeit vor, die – aus medizinisch-psychologischer und pädagogischer Sicht – ein Grundlagentraining für Kinder darstellt, das ihnen helfen soll, gesund zu sein und zu bleiben.

# Suggestivtherapie bei Kleinkindern als ein Weg zum autogenen Training

## Einführung: Wie ich dazu kam, das AT bei jüngeren Kindern anzuwenden

Es war im Sommer 1962, als mich eine Mutter mit ihrer 5jährigen Tochter in meiner Praxis aufsuchte.

Angela hatte so viel Angst, daß sie ihre Mutter immer „festhielt", ganz gleich, wo sie hinging und was sie auch tat. Sie hatte Angst vor allem und jedem und weinte viel, nachts schrie sie oft auf und schlief schlecht.

Es war eine „Angstneurose", die schon lange Zeit bestand, aber bisher nicht gelöst werden konnte. Dieser Zustand war auf die Dauer bedrückend. Die Eltern hatten mehrfach versucht, eine Lösung zu finden – leider vergeblich.

In der Vorgeschichte läßt sich außer der Tatsache, daß sie in den Bergen einmal aus Versehen einen Abhang hinuntergerollt war, jedoch ohne sich zu verletzen, keine unmittelbare Ursache für Angelas Angst auffinden.

Vielleicht hat dieser Schock viel zur Entwicklung der Angst beigetragen. Auch war Angela oft traurig, was durch die Frage „Mami, warum lebe ich eigentlich?" zum Audruck kam. Die Eltern machten sich ernsthaft Sorgen.

Da an unserem Haus gerade die Rosen zum Fenster hereinleuchteten, nahm ich Angela auf den Schoß und zeigte ihr die Pracht. Die Mutter saß mir gegenüber, so nah, daß keine Trennungsangst aufkommen konnte, und ich sprach Angela an:
„Angela, stell' dir vor, wir fliegen –
–om-om – gelöst, entspannt – om-om."

Angela, die Rose und ich flogen in einen großen Park. Dort stand ein weißes Schloß, auf dem wir landeten. Vom Turm des Schlosses sah Angela überall hin in die Weite. Die Bäume sprachen mit ihr, sie verstand die Lieder der Vögel und war ganz glücklich. Auf ihrem Gesicht sah ich ein entspanntes Lächeln, und sie schlief kurz ein. Nach einigen Minuten wachte sie wieder auf, frisch und fröhlich. Ihre Augen leuchteten und, danach gefragt, was sie sich wünsche, antwortete sie: „Ein sonnengoldenes Tanzkleid". Mit diesem „Tanzkleid" gingen wir später auf die Reise: auf die Waldwiese, in den Märchengarten, in ein weißes Schloß, in das Reich der Fische und überall dahin, wo sie sich hinwünschte.

Die Besuche auf dem Schloß wiederholten sich. Immer wieder erlebte Angela etwas Neues, bei jedem Besuch wurde sie freier. Als Taube konnte sie auf dem äußeren Turmrand spazierengehen und ins Land schauen – sie träumte in die Weite.

Der Schwerpunkt der Geschichte, die sich bei jeder Behandlung fortsetzte, lag im Fliegen, im freien Tanzen, also in der Schwerelosigkeit, in der Vorstellung einer gelösten Bewegung.

Diese Vorstellungen bedeuteten für Angela eine Bestätigung. Sie wurde gleichsam aus der Angst herausgelöst; dadurch fand sie sich selbst. Schon nach 6 Behandlungen war ein Großteil ihrer Ängste abgebaut. Sie berichtete stolz, was sie alles allein könnte.

Und dann war es soweit – eines Tages hob sie ab und flog allein von der Schloßmauer. Als sie dann aus ihrem „Wachtraum" aufwachte und die Rose „Gloria Dei" vor meinem Fenster sah, fiel sie ihrer Mutter, die jetzt hereinkam, um den Hals und sagte: „Mutti, ich kann fliegen!" – ein entscheidender Satz für den Abbau ihrer Angst.

## Hypnotraining

Das Hypnotraining – eine Technik zwischen AT und Hypnose – war hier wegbereitend und entscheidend.

Stufe für Stufe wurde Angela durch diese „Flugreisen" entspannter und gelöster.

Der Flug mit ihr zum Schloß, der Tanz auf der Waldwiese, die Lieder der Vögel zu verstehen, der Gang als Taube auf dem Turm und schließlich der Mut, alleine zu fliegen, bewirkten bei Angela die Heilung.

Mimosenhaft zart waren die Empfindungen und Gefühle, die Angela äußerte – ihre Mutter verstand sie.

So war im Verlauf der Behandlung die stetig voranschreitende Lösung der inneren Verkrampfung zu erkennen.

Nach einem Vierteljahr Behandlung – zunächst täglich, dann 2mal wöchentlich –, bei der die Suggestivkräfte wirksam wurden, war Angela endgültig von ihrer Angst befreit. Sie war gesund und lebensfroh. Sie und ihre Mutter waren glücklich.

Aus diesem Erlebnis gewann ich die Überzeugung, daß man mit solchem Vorgehen – dem Suggestiveinstieg zum AT – besonders jüngere Kinder seelisch und körperlich stabilisieren kann – eine wichtige Aufgabe aus der Sicht der Gesundheitsvorsorge.

Angst wie bei Angela, die sich bei anderen Kindern in organischen Reaktionen wie Bettnässen, Asthma, Nabelkoliken äußern kann – Erscheinungen, die vorwiegend bei jüngeren Kindern auftreten –, hat ihre Ursachen oft in einem Schockerlebnis, das man leider nicht immer aufdecken kann.

Aufgrund der Erfahrung mit Angela bezog ich schon damals Kinder ab 4 Jahren über Phantasiegeschichten ins „autogene Training" ein – wozu mich mein Lehrer I.H. Schultz, der sich über meine Erfolge freute, ermunterte.

Wenn auch nicht immer die Ursache der Angst zu klären ist, so bietet doch eine dem jüngeren Kind angepaßte Entspannungsbehandlung – wie das Hypnotraining – einen Weg zur Lösung und möglichen Heilung an.

## Suggestivtherapie

In jahrelanger Arbeit und persönlichen Anregungen meines Lehrers I.H. Schultz, dem Begründer des AT, folgend, habe ich seit 1970 systematisch die Suggestivtherapie bei Kleinkindern als Weg zum AT eingesetzt.

Um die starke Suggestibilität von Kindern besser zu nutzen, habe ich eine Therapie entwickelt, in der ich bewußt ihre Märchen- und Bilderwelt anspreche und heterosuggestive Elemente zu Beginn der Gesamttherapie verstärkt einsetze. Die Erfolge eines derartigen Vorgehens sind verblüffend, vor allen Dingen wenn man beachtet, wie viele Kinder dann die selbstständige Übung im Sinne des AT beibehalten. Das scheint sogar besser zu sein, als bei Erwachsenen.

Ich selbst habe vor vielen Jahrzehnten bei I.H. Schultz das AT erlernt und bin dann von ihm ermuntert worden, hieraus eine speziell für Kinder geeignete Form zu entwickeln.

Im frühen Kindesalter, in dem sich das AT noch nicht direkt einsetzen läßt, bediene ich mich in Anlehnung an diese Methode eines individuell gesteuerten Suggestiveinstiegs. Dieses Vorgehen zeigt manche Abweichung von der überlieferten Form, läuft aber im Endeffekt auf das „orthodoxe Vorgehen" des Grundverfahrens hinaus.

Dabei hat sich in der Suggestivtherapie das katathyme Bilderleben (Leuner 1969) bewährt, das über das Tagtraumerlebnis – über die Steuerung von imaginativen Aktivitäten – erfolgt und für Eltern bei Erziehungsschwierigkeiten eine wesentliche Hilfe bietet. Es hat sich erwiesen, daß die Kinder dadurch das AT schneller und besser erlernen.

Wie medizinische, kinderpsychologische und pädagogische Untersuchungen ergeben haben, ist das jüngere Kind im Alter von 4–6 Jahren mit Vorstellungen einer Märchenwelt, mit Phantasiegeschichten anzusprechen. Mir ist bekannt, daß einzelne Autoren meinen, unsere Kinder seien heute schon in einem Ausmaß durch die Technisierung versachlicht, daß es sich hier um ein überflüssiges Vorhaben handle. Ich aber meine, daß wir gerade ein Gegengewicht schaffen müssen, da die „Vertreibung aus dem Paradies" bei den Kindern in unserer heutigen Welt bedauerlicherweise viel zu früh erfolgt.

Dabei leben auch heute die Kinder nach wie vor in einer „Märchenwelt", wenn auch oft in einer anderen Form, als wir sie kennen – denken wir nur an die Forschung, an den Besuch des Mondes, die Entdeckung des Meeresgrundes etc.

Die Märchenwelt sichtbar zu machen, gelingt auch heute noch spielend leicht. Man braucht nur seine kleinen Patienten nach ihren Wünschen und Träumen, ihren Vorstellungen und Erlebnissen oder auch nach ihrer Lieblingsgeschichte zu fragen, um diese Bestätigung zu bekommen.

## Phantasiegeschichten und Märchen

Die Phantasiegeschichten oder Märchen habe ich nie vorkonzipiert, sondern immer im Augenblick spontan erfunden, und sie dabei soweit wie möglich der Situation des Kindes angepaßt. Trotzdem sollte man einige Bücher bereit haben, aus denen Märchen oder auch Phantasiegeschichten vorgelesen werden können.

Was ist nun der Unterschied zwischen Märchen und Phantasiegeschichten?

Bei Märchen handelt es sich um etwas Vergangenes. Wir kennen den Anfang fast aller Märchen – „Es war einmal . . .". Sie sind in sich geschlossen und lassen die Kinder über das schöne Erlebnis – denn Märchen gehen immer gut aus – zur Ruhe kommen, wodurch das Selbstvertrauen entwickelt wird.

Phantasiegeschichten haben einen Bezug zu dem, was das Kind erlebt – z.B. kommen Bilder aus den Ferien auf das Kind zu, und es erlebt die Geschichte mit. So besuchen wir eine Wiese, begrüßen die Blumen und sehen dabei den Tanz der Schmetterlinge, hören das Summen der Hummeln und der Bienen. Die Kinder liegen in der Versenkung gelöst und entspannt auf der Wiese, die Augen sind geschlossen.

Deshalb habe ich jüngere Kinder auf ihre Phantasie angesprochen.

Ist durch das initiale Gespräch, in dem sich der Arzt und die Kinder der Gruppe emotional näher gekommen sind, das entstanden, was überall in der Literatur als „affektiver Rapport" bezeichnet wird, dann läßt sich der nächste Schritt gut einleiten.

Er besteht im wesentlichen darin, daß den Kindern aktiv die bildhaft vorgetragene Situation nahe gebracht wird, und zwar in der Form, die ihrem emotionalen Entwicklungsstand entspricht.

Die Kinder spreche ich bewußt mit einer ihnen bekannten Bilderwelt an, erkläre über Spiele – situations- und kindgerecht –, was Spannung und Entspannung, Aufregung und Ruhe, Zerstreutheit und Sammlung bedeuten.

Immer wieder besteht dabei Gelegenheit, die Symptome der Kleinkinder derart anzusprechen, daß das Gesagte für sie evident wird.

Eine Einfühlung in die Welt des Kindes ist – das wird jeder bestätigen, der mit Kindern ärztlich, pädagogisch oder psychologisch arbeitet – die entscheidende Voraussetzung, die „richtige Schiene" zu finden, also die richtige Form, in der die Suggestivtherapie erfolgreich ist. Man muß sich auf die kindliche Mentalität einstellen.

In einer Zeit der Technik und Perfektion fährt auch das Kleinkind mehr mit dem Auto, als daß es selbst eine Wiese entdeckt, Blumen sieht und vielleicht pflückt. Vor dem Fernseher erlebt es häufig eine Scheinwelt, die zwar – in die Phantasie eingelassen – Anregungen gibt, aber die im Kind angelegte Eigenaktivität mit dem kreativen Impuls eher mindert als fördert, mehr noch, sie oft lähmt. Auch lernt das Kleinkind heute oft nur wenige bekannte Kinderlieder. Ich stelle in meinen Kindergruppen mit Bedauern fest, daß dieses Gut unzureichend gepflegt wird. Nur selten gibt es noch „Familiensingen". Die Verbindung zur Musik, zur Hausmusik, zu Instrumenten fehlt vielen Kindern. Was nicht über den „Kindergarten" kommt, wird zu Hause vielfach vergessen.

Wir haben viel Freude am Singen, auch am Umgang mit Orffschen Instrumenten. Wenn diese nicht vorhanden sind – meist kann man sie von einer Schule ausleihen –, greift man auf die Töne zurück, die einem im Alltag begegnen – wie klingen Holz, Metall, Glas; was schwingt, was summt? Mit solchen Klangfarben werden Kinder angesprochen und vielfach beruhigt. Sie lernen, sich auf den Ton, auf den Klang zu konzentrieren, mehr noch, sie ergänzen sie mit ihren Instrumenten, die etwas aussagen: die Freude, das „Ja zum Leben". Fragen, Schwierigkeiten „klingen" an und werden durch ein musikalisches Erlebnis abgebaut.

Vor- und Leitbild der Familie fehlen häufig. Die erschreckten Eltern entdecken eines Tages, daß etwas mit ihrem Kind nicht in Ordnung ist. Viele fühlen sich irgendwie schuldig, können aber die Ursachen nicht entdecken und nicht beschreiben.

Da das AT, an das vor allem die Eltern denken, die damit selbst gute Erfolge hatten, im frühen Kindesalter noch nicht direkt einzusetzen ist, bediene ich mich einer daran angelehnten, individuell gesteuerten Suggestivmethode. Sie führt über einen Lernprozeß – und zwar über die konzentrativ-suggestiv gestaltete Vorsatzhilfe – zum Ziel.

Dabei läuft die Suggestivtherapie bei Kleinkindern als ein Weg zum AT in der Regel in folgenden Schritten ab:

Die erste Erfassung des Kindes und seiner Schwierigkeiten im Leben gegenüber erfolgt über das Gespräch; ein Gespräch, zu dem ich – wenn möglich – beide Elternteile hinzuziehe. Auf diese Weise bekomme ich einen Einblick in die Familiensituation. Auch lasse ich mir von den Eltern über „vermutliche Ursachen" der körperlichen und geistigen Störungen ihrer Kinder berichten. Dieses Gespräch wird durch einen Brief, den ein Elternteil an mich schreibt, unterbaut, in dem das Schwerpunktgeschehen durch Vorgeschichte, gegenwärtige Situation und Zielsetzung zum Ausdruck kommt.

Ein weiteres Gespräch erfolgt mit dem Kind selbst. Dabei muß ich mich als Ärztin auf die Stufe des Kindes stellen und mit wenigen Fragen seine Situation im Alltag erkennen.

Das erste Gespräch ist für die Schaffung einer Vertrauensbasis von großer Bedeutung. Erst dann kann ich an die eigentliche Suggestivtherapie herangehen. In schwierigen Fällen führe ich über die Einzeltherapie ein.

Die Kinder werden im allgemeinen zu Gruppen von 6–10 Teilnehmern zusammengefaßt, wobei nach Möglichkeit eine gewisse Gleichaltrigkeit angestrebt wird.

Faszinierend ist die von Mal zu Mal sich verstärkende Ruhe, die auch bei Kindern die Quelle der Erholung darstellt – auch I.H. Schultz (1973) betonte, daß Ruhe und Erholung die ersten Erfolge im AT sind. Bei den Kindern kann man diese Ruhe schon sehr bald im Verlauf einer Erzählung feststellen.

In Anlehnung an die gestufte Aktivhypnose vermitteln die Geschichten bzw. Märchen eine Ruhe, die in der Suggestivtherapie als Basis für ein Hypnoid gelten kann. Immer wieder werden die Vorstellungen der Bilder, der Phantasieerlebnisse von der Ruhe getragen, auch aus der Ruhe mobilisiert. In der Schwingung der Ruhe, in der Ruhetönung, gelingt es dann, die individuell geformte Vorsatzhilfe einzublenden, und zwar oberflächlicher oder tiefer, je nach der Ebene der Versenkung (Tabelle). Ich spreche hier von einem „Schubladenphänomen". Den Eltern erkläre ich in dieser Form das „Einloten" der Vorsatzbildung. Im Verlauf der Geschichten werden Schwere der Glieder und auch Wärmesuggestionen eingeblendet.

Wesentlich ist die Vorstellung einer bildhaften Märchenwelt, wie sie Kinder kennen, womit sie dann in der Selbstversenkung Ruhe und Entspannung spüren. Ganz von selbst erfolgen die Vorstellungen von Schwere und Wärme, die die Kinder meist viel schneller nachvollziehen als Erwachsene. Dabei werden Querverbindungen erzeugt zwischen den heterosuggestiv gesetzten Impulsen und der auch bei der Originalform des AT auftretenden allgemeinen Sedierung, der Hypotonie der Muskulatur und Dilatation der Gefäße. Scheinbar mühelos sind die kleinen Patienten im Verlauf der Geschichte schwer, warm, gelöst und entspannt.

Alle, die sich mit einem „kindgerechten AT" beschäftigen, sollten wissen, daß Kinder suggestiv stärker zu beeinflussen sind als Erwachsene, allerdings sind sie nicht so leicht zu hypnotisieren.

Aufgrund dieser Tatsache kann man besser als bei Jugendlichen und Erwachsenen in die Erziehung und Persönlichkeitsbildung eingreifen. Die Suggestivtherapie als solche – einzeln und in der Gruppe – ist wohl gerade der für kleinere Kinder am besten geeignete „Weg zum autogenen Training", zur „Autohypnose".

Die Bilder der Phantasiegeschichten und Märchen sollen Freude auslösen, ungünstige Emotionen entspannen, positive Einstellung zum Leben und Selbstvertrauen brin-

**Tabelle**

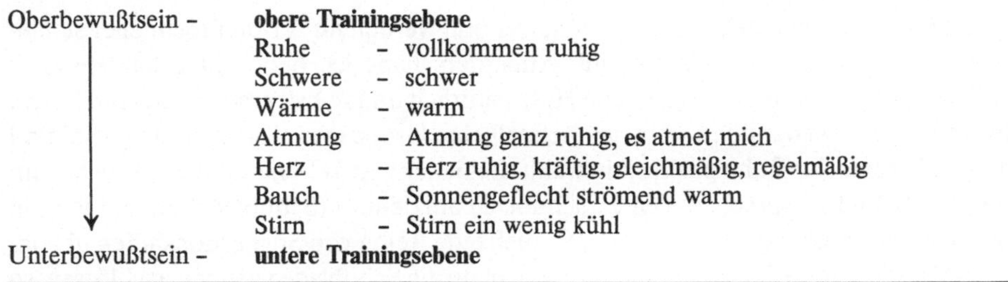

| Oberbewußtsein – | **obere Trainingsebene** | |
| --- | --- | --- |
| | Ruhe | – vollkommen ruhig |
| | Schwere | – schwer |
| | Wärme | – warm |
| | Atmung | – Atmung ganz ruhig, es atmet mich |
| | Herz | – Herz ruhig, kräftig, gleichmäßig, regelmäßig |
| | Bauch | – Sonnengeflecht strömend warm |
| | Stirn | – Stirn ein wenig kühl |
| Unterbewußtsein – | **untere Trainingsebene** | |

gen und Aggressionen abbauen. Dies zu erreichen, ist eine wesentliche Aufgabe des Arztes. Aus meiner Erfahrung hat sich das Erleben einer Geschichte, eines Märchens oder einer Traumreise hervorragend bewährt. Die Kinder werden über die Spannung der Geschichte in die Entspannung der tiefen Ruhe geführt, eine wesentliche Voraussetzung für den Einsatz der individuell geformten Vorsatzhilfe.

Die Probleme des Alltags treten zurück, der Abstand zu den kleinen Sorgen vergrößert sich – für den erfolgreichen Ablauf des AT eine wesentliche Voraussetzung.

Die Spannung wird gelöst
– ruhig, gelöst, entspannt –
ist die Begriffsfolge und die Einleitung zum Ruheerlebnis. Gelingt es, die Kinder auf diese Weise eine Zeitlang heterosuggestiv zu führen, so spüren wir aus ihren Berichten den Erfolg.

Es ist immer wieder erstaunlich, wie schnell eine Gruppe von Kindern nach dieser Methode das AT als solches versteht und wie intensiv die konzentrative Einstellung erlernt und realisiert wird.

Ist durch das initiale Gespräch, in dem sich der Arzt und die Kinder der Gruppe emotional näher gekommen sind, das entstanden, was als „affektiver Rapport" bezeichnet wird, dann läßt sich der nächste Schritt leicht einleiten.

Er besteht im wesentlichen darin, daß den Kindern aktiv die bildhaft vorgetragene Situation nahe gebracht wird, und zwar in einer Form, die ihrem emotionalen Entwicklungsstand entspricht. Die einzelnen Stufen müssen genau wie beim Erwachsenen, jedoch in kindgerechter Form, geübt werden, um Erfolg zu haben.

Jetzt sind sie soweit, daß der Übungsleiter eine individuell formulierte Vorsatzhilfe altersgerecht vermitteln kann. In dieser Phase baue ich oft aktive Spiele ein, die konzentrativ aus dem Bereich der Vorstellung, der Phantasie erfolgen. Dadurch lernt das Kind, mit sich umzugehen, mehr noch, bewußt und froh zu sein.

Spannungen weichen der Entspannung, der konzentrativen Ruhe, um so eher, je intensiver und adäquater das Bild in der Vorstellung ist. Die in den Märchen- und Phantasiegeschichten angebotene „konzentrative Einstellung" kann man als „Wirkstoff" bezeichnen. Sie führt zur seelisch-körperlichen Umschaltung, vermittelt Ruhe und Erholung. Sie mobilisiert die Grundhaltung und führt im Idealfall bei den Kindern zu einer Umschaltung auf den für sie richtigen Weg. In den Phantasiegeschichten entdeckt man die verpackten Formeln als den bereits erwähnten eigentlichen Wirkstoff, der das Kind anspricht und ihm zur Hilfe im Alltag wird. Aggressionen werden abgebaut, Kontakte geschlossen, nervöse Störungen behoben, und ruhige Konzentration macht es dem Kind möglich, seine Leistung darzustellen – ohne Streß, ohne Druck –, und das ist wesentlich. Die Kinder erleben den Weg zum AT über die Suggestivtherapie fast in einem Idealzustand, den sie selbst – nach Erlernen der Trainingsübungen – beibehalten können.

Kinder reagieren meist leichter und besser und werden im AT dann schneller stabilisiert, als man von vornherein meint. Außerdem habe ich beobachtet, daß sie nach anfänglichem Zögern die angebotene Hilfe natürlich und selbstverständlich annehmen. Ich bin immer wieder überrascht, wie schnell eine Gruppe von Kindern ruhig wird und dieses Erlebnis der Ruhe positiv ausstrahlt. Bei jeder neuen Behandlung läßt sich – um mit einem Bild zu sprechen – eine „Schublade aufziehen" (Schubladenphänomen), in die eine entsprechende Suggestion oder auch eine Reihe von Suggestionshilfen hineingelegt werden. Am Ende der Behandlung ist dann die Schublade wieder verschlossen, so

daß der darin liegende Vorsatz selbständig und damit letztlich eben doch „autogen" wei-
terwirken kann. Wie auch sonst in der Therapie, kommt es gerade hier darauf an, daß
dem Patienten die für ihn geeignete und „richtige" Suggestion nahegebracht wird. Diese
entfaltet sich autogen.

In der positiven Suggestionstherapie bei Kleinkindern hat man damit einen idealen
Weg zum AT gefunden, den ich vom theoretischen, lernpsychologischen Gesichtspunkt
in bezug auf die Therapie von Kindern als „Hypnotraining" bezeichne.

Auch Biermann (1978) hat für Kinder eine autogene Therapie entwickelt, mit der er
das orthodoxe Vorgehen bei Erwachsenen verlassen hat. Jedoch macht jeder Übungsleiter seine eigenen Erfahrungen und vertritt damit seine individuelle Form zu lehren, soweit er Erfolg hat.

Diese Arbeit entstand aus Liebe zu Kindern, die in der heutigen Situation unserer
technischen perfektionierten Zeit mehr Hilfe brauchen denn je. Wenn es gelingt, mit
diesem Weg zum AT Wärme und Geborgenheit anzusprechen und das Selbstvertrauen
zu erhöhen, so ist dies ein Weg zur Gesundheit.

# Autogenes Training – Anwendungsgebiete und Übungen

## Nervosität, Unruhe, Schlafstörungen, Schmerzen – Ruheerlebnis

Sobald die Grundelemente des AT bekannt sind und die Übungen durchgeführt werden, gilt es, die individuelle Form zu finden und zu entwickeln.

Bei übernervösen Kindern, Kindern, die nicht schlafen können – „die nachts herumgeistern" – habe ich mit der einfachen Ruheübung – mit der „tönenden", „klingenden" Ruhe – Erfolg gehabt.

– Vollkommen ruhig, gelöst, entspannt –

– vollkommen ruhig –

die Ruhe „schwingt", „klingt", „tönt".

Oft habe ich dazu eine Geschichte erfunden.

Felix, 5 Jahre alt, kam deswegen besonders gern zur Behandlung, wurde er doch von der Spannung des Tages über die Spannung der Geschichte in die Entspannung der tiefen Ruhe geführt. Mit jeder Behandlung, mit jeder Geschichte konnte ich die Fortschritte bei ihm feststellen – er wurde ruhig.

Wir hatten die Blumen auf der Wiese besucht, waren den Schmetterlingen begegnet und hatten ihren Flug verfolgt. Am nahen Bach hatten wir Kontakt mit den Fischen. Wir flogen mit der Rakete zum Mond und sahen die Erde als blauschimmernde Kugel, und er spürte die Weite der Welt.

Felix träumte und schien ein ganz anderer Junge zu sein. Bald fügte er sich in das normale Leben ein. Er war ruhig, schlief besser, war ausgeglichen und froh. Und eines Tages sagte er mir: „Ich habe das autogene Training so gern, weil es so schön ‚schlapp, schlapp' macht."

Damit wollte er die erholsame Ruhe ausdrücken.

Nervöse Kinder werden bildhaft angesprochen und beruhigt. Mit Phantasiegeschichten – diese situationsgerecht – kann man sie positiv beeinflussen. Sie regen sich nicht mehr auf, sie sind ausgeglichen.

In allen Fällen wurde eine optimale Beruhigung erreicht.

Martina, stell dir etwas Schönes vor – vielleicht ein Bild aus den Ferien. Du stehst auf einem Berg, und der Himmel ist ganz nah. Denke, daß du fliegen kannst – ganz leicht bist du – frei!

Du gehst in das Reich der Phantasie, auf eine Traumreise. Du erlebst eine Phantasiegeschichte – ein Märchen.

Ich erfahre, du wünscht dir ein Pferd, du möchtest reiten. Das ist ein Wunsch, den viele Kinder haben, der meistens nur im Traum in Erfüllung geht.

In Gedanken sitzt du auf deinem Pferd und reitest. Das Pferd ist ein Zauberpferd, hat sogar Flügel – bunte Flügel. Es fliegt mit dir durch die Luft, durch die Wolken, überall dahin, wo du dich hinwünschst. Du landest auf einer Wiese. In der Wiese blühen wunderschöne Blumen. Auch hörst du das Plätschern eines Bächleins. Du gehst durch die Wiese, pflückst einen Blumenstrauß für deine Mutter.

Du bist müde, du legst dich hin, du bist

– schwer, gelöst, entspannt –

– vollkommen ruhig, gelöst, entspannt –

Die Ruhe hat Martina, wie auch die anderen Kinder, so intensiv umfangen, daß sie gestärkt und froh wieder aufwacht.

Martina machte ihre Übungen selbstständig 2mal am Tag, und das tat ihr gut. Die

Eltern sprachen sie nicht darauf an, bemerkten aber die Fortschritte der Beruhigung und die Steigerung der Konzentration. Sie war ruhig, schlief besser, die Nervosität und begleitende Unsicherheit wurden abgefangen und beseitigt. Das AT wurde für die 11jährige Martina eine große Hilfe.

Kinder, die unter Schlafstörungen leiden, lernen zunächst das Grundlagentraining – ohne zurückzunehmen. Läuft dieses normal ab, kann man Schlafhilfen entwickeln:
– ruhig, mutig schlafe ich gut –

Das ist immer dann wichtig, wenn die Kinder Angst haben. Kinder, die immer wieder zur Mutter ins Bett gehen, lasse ich sagen:
– Ich schlafe gern allein in meinem Bett –

Auch Kinder leiden heute schon unter Durchblutungsstörungen, die sie schlecht schlafen lassen.

Abgesehen davon, daß ich in solchen Fällen vorübergehend Wollsocken anziehen lasse, gebe ich ihnen den Vorsatz:
– Ich schlafe gut – Ich schlafe ruhig – Ich schlafe gut –

Viele Kinder sind heute schon so nervös, daß sie nicht einschlafen oder nicht durchschlafen. Das hängt mit dem Streß unserer Zeit zusammen, auch mit den Fernsehprogrammen, die oft unkontrolliert von Kindern gesehen werden – sie reagieren mit Aufregung.

Infolgedessen sind sie nervös, übererregt, unruhig und können nicht schlafen. Die Eltern, die vom AT gehört haben, bringen das Kind wegen dieser Unruhezustände und Schlafschwierigkeiten in die ärztliche Praxis.

Sicher spielt die Familiensituation eine wesentliche Rolle. In einer glücklichen, harmonischen Familie sind Kinder weit weniger von Schlafstörungen betroffen.

Hier noch ein interessanter Fall:

Der Kinderarzt schickte mir eine 9jährige Patientin, Petra, die wegen ansteigender Schmerzen in beiden Beinen nicht schlafen konnte. Die Schmerzen steigerten sich ständig, und der Kollege wollte es mit dem AT versuchen. Sollte dies keine Hilfe bringen, müßte er stärkste Schmerzmittel anwenden.

Als ich Petra besuchte, lag sie weinend im Bett. „Der Vater hat bis jetzt nur gebrüllt", sagte die Mutter, „weil er seine Tochter nicht verstehen kann. Sie folgt auch nicht, sie will ihren Kopf durchsetzen. Manchmal bekommt sie auch noch eine Ohrfeige."

Das alles hat, wie ich feststellte, zu der übersteuerten aggressiven Haltung geführt, die sich bei Petra in Beinschmerzen – in den Unterschenkeln – äußert.

Ich habe mit ihr gesprochen, sie beruhigt. Schließlich führte ich über das „Bilderleben" die Übung des AT ein, auf die sie sehr gut reagierte. Nach einer gewissen Zeit, in der sie „ruhig, gelöst, entspannt" war, hatte sie vor allem wieder Mut und Selbstvertrauen.

Sie setzt die Übungen regelmäßig mit entsprechenden Vorsätzen bei sich ein.
– Ruhig, gelöst, entspannt – Ich bin gesund –
– Ich schlafe gut – Meine Beine sind in Ordnung –
– Ich schlafe gut die ganze Nacht –

Diese und ähnliche Formeln halfen Petra, ihre Spannungszustände und damit ihre Schmerzen zu überwinden.

Durch eine entsprechende Gesprächstherapie konnte ich die Eltern – vor allem aber den Vater – so beeinflussen, daß er sich den Wachstumskrisen seiner Tochter gegenüber positiv einstellte, dies war ein entsprechender Therapieschritt. Letztlich hat die Änderung seines Verhaltens mit der möglichen Beseitigung der Schmerzsymptome zu einer Heilung geführt.

Im allgemeinen bekommt man Schlafstörungen bei Kindern leicht in den Griff, zumal die vegetativen Unruhezustände mit den ersten Übungen des AT positiv beeinflußt und damit beseitigt werden.

## Motorische Unruhe – Schwereübung

Jörg wird von seinen Eltern in meine Praxis gebracht mit einer Überweisung vom Kinderarzt. Bei ihm treten intervallartig Schmerzen im ganzen Körper auf, besonders in der Muskulatur der Arme und Beine. Er ist motorisch vollkommen verkrampft, kann sich nicht lösen.

Die Ursache ist eine tiefliegende Angst, die sich im muskulären Bereich auswirkt.

Der Grund der Angst ist ohne weiteres nicht erkennbar. Die Ursache könnte in der frühen Kindheit liegen und sich jetzt in der Verspannung der Muskeln äußern.

„Es ist so, als ob er körperlich und seelisch zusammengezogen sei", schildert es die Mutter, und sie hat nicht Unrecht damit. Jörg kann keine Minute ruhig sitzen, er zuckt mit Armen und Beinen. Neurologisch wurde er untersucht, es liegt nichts vor – der IQ-Test ist „in Ordnung". Der Kinderarzt fragte an, ob man Jörg mit dem AT helfen könne. Ich spreche lange mit den Eltern und mit Jörg. Bei ihm ist vor Einweisung in die Gruppe eine Einzeltherapie erforderlich, in der ich auf seine persönliche Belange eingehe.

„Jörg, lege dich ruhig hin auf den Rücken, lege die Arme seitlich neben dich, die Handflächen berühren den Boden. Du spürst, wie müde du bist, ganz müde – ganz müde – das bringt Entspannung. Du schaust in den Himmel und siehst die Wolken – du schläfst ein." Dies ist eine Formel, die fast immer wirkt. Die Augen des Jungen fallen zu. Das Hypnotraining läßt sich je nach Forderung verschieden programmieren. Jetzt ist es das Ziel, den Jungen in die völlige Entspannung zu führen.

Du bist ganz schwer – schwer, gelöst, entspannt. Es ist so, als würdest du auf dem Boden festgehalten, als wollte die Erde dich ganz fest an sich ziehen.
- Der rechte Arm, der linke Arm ist schwer – beide Arme schwer –
- Das rechte Bein, das linke Bein ist schwer –
- beide Beine schwer –
Du fühlst dich schwer, gleichzeitig gelöst, entspannt. Eine wohlige Müdigkeit hat sich in Armen und Beinen ausgebreitet.
- Ruhig, schwer, gelöst, entspannt –
- fühlst du dich. Je besser du entspannt bist, desto mehr treten die kleinen Sorgen zurück. Die „Fünf" in Englisch ist gleichgültig, du schreibst die nächste Arbeit ordentlich, du holst Versäumtes nach, du bereitest dich gut vor mit dem Vorsatz:
- Ich lerne gern, ich arbeite gut –
- Ich schaffe meine Aufgaben –

Die Angst löst sich, und Jörg ist mutig. Mit Fortschreiten der Übungen, mit der Wärmeübung, wird die Entspannung vertieft und Jörg fühlt sich wohl. Er hat bald keine Schmerzen mehr und ist voll aufnahmefähig für seine Aufgaben.


## Kreislaufstörungen – Wärmeübung

Bei orthostatischen Kreislaufstörungen kann man mit dem AT helfen, die Durchblutung zu stabilisieren.

Ich leite, zunächst einzeln, die Übung im Liegen ein, um sie dann in der Gruppe zu vertiefen, wodurch die Kreislaufregulation erfolgt.

Kindern, die vegetativ bedingt kalte Hände und kalte Füße haben, konnte ich mit der Ruheeinstellung und speziell mit der Wärmeregulierung eine Hilfe geben.

„Ursel, du spürst ein Kribbeln in Fingern, Händen und Füßen. Das Blut strömt in alle Zellen des Körpers. Du spürst die Wärme in den Händen, Armen, Füßen und Beinen.
- Der rechte Arm ist warm, der linke Arm ist warm –
- beide Hände sind warm –

Du spürst die Wärme in den Beinen
- rechtes Bein warm – linkes Bein warm –
- beide Beine warm –
Du fühlst dich jetzt wohlig warm
- warm, gelöst, entspannt –
Stell dir vor, du liegst auf einer Wiese, die Sonne scheint warm. Du schaust den Schmetterlingen zu – dem gelben Zitronenfalter, der von Blume zu Blume fliegt. Du horchst auf das Summen der Bienen.
Du bist müde, du versinkst in die Tiefe der Entspannung.
- Ruhig, müde, gelöst, entspannt –
Der Wind streicht über die Wiese und du beobachtest, wie die Halme sich neigen, und du bist
- gelöst, entspannt –
Konzentriert schaffst du deine Aufgaben!
- Ich schaffe es! – Ich lerne gern – Ich arbeite gut –
Deine Arme, deine Hände, deine Beine, deine Füße sind warm.
Du kannst dich konzentrieren! – Ruhig, mutig, konzentriert –
- Schwer, warm –
- Atmung ganz ruhig – *Es* atmet dich! –

Damit konnten Ursels vegetativ bedingte Kreislaufstörungen beseitigt werden.

Für Kinder, die anlagebedingt durch eine Hypertonie auffallen, ist die Therapie mit dem AT eine echte Vorsorge.

Andererseits werden zahlreiche Kinder die an Hypotonie leiden, mit dem AT ebenfalls angesprochen – nicht nur durch die Übungen, sondern auch durch die ergänzende Aufforderung zur Bewegung (Randaktivitäten).


## Herzneurosen und Herzstörungen – Herzübung

Herzstörungen der Kinder gehören auch in den Bereich der vegetativen Dystonie, oft ausgelöst durch eine sog. Angstneurose.

Dabei handelt es sich meist um eine paroxysmale Tachykardie, besonders bei Kindern im Pubertätsalter und bei Jugendlichen.

Sie lernen, sich mit dem AT zu beeinflussen, und zwar wird primär die konzentrative Einstellung auf die Ruhe unterstrichen. Durch die Schwere- und Wäremübung im Atemrhythmus tritt dann die gewünschte tiefe Beruhigung ein, womit die Tachykardie meist beseitigt wird.

Klaus, 10 Jahre alt, hatte plötzlich Herzsensationen, wie die Mutter es nannte. Immer, wenn er sich aufregte, bekam er Herzklopfen, und seine Mutter konnte den Puls nicht mehr fühlen – Klaus bekam Angst, was den Zustand verschlimmerte.

Der Hausarzt stellte fest, daß dieses Herzjagen erst begonnen hatte, als der Junge erfuhr, daß seine Eltern – beruflich bedingt – einige Monate nach Amerika wollten. Klaus sollte bei einer Tante bleiben, die er aber nicht leiden konnte. Er reagierte, da die Trennungsangst aufkam, mit Herzjagen.

Hier half das AT. Schon nach wenigen Sitzungen hatte sich das Herz beruhigt, die psychosomatischen Störungen wurden beseitigt, die Einstellung zur Tante, mit der ich sprechen konnte, war positiv. So konnten die Eltern in Ruhe fahren.

Nicht selten haben Kinder sog. funktionelle Herzneurosen, die für eine intensive Mutterbindung sprechen. Manchmal klagen sie sogar über Schmerzen, meist aber über Herzklopfen und Unruhezustände. Solche Herzschwierigkeiten bei Kindern gehören genauso zur vegetativen Dystonie wie beim Erwachsenen, also gilt es, das Kind selbst und speziell das Herz zu beruhigen.

Wenn ein Kind sich leicht aufregt, in der Schule nervös ist, wenn ihm das „Herz zum Halse herausschlägt", dann sollte es lernen, sein Herz anzusprechen, es zu beruhigen.
– Mein Herz arbeitet ruhig – ruhig und gleichmäßig –
– Herz ruhig, gleichmäßig, kräftig und regelmäßig –
    Dabei spürt Christina, wie ihr Herz arbeitet, es ist eine gute Pumpe.
    Wenn sich das Herz beruhigt hat, es nicht mehr so schnell klopft, regt sich Christina weniger auf, sie hat mehr Mut und schafft ihren Schultag besser.
– Ich habe Vertrauen –
diesen Vorsatz mußte der 5jährige Franz lernen. Ihm stand wegen einer Klappeninsuffizienz eine Herzoperation bevor.
    Die Chirurgen wünschten sich ein ruhiges Kind, ein Kind, das mutig, voll Vertrauen war, dem sie nicht zu viele Medikamente geben mußten. Er sollte lernen, mit sich umzugehen, was durch die Einzelbehandlung im AT und zusätzlich mit dem Gruppenerlebnis möglich war.
    Das Kind überstand seine Operation sehr gut, denn das AT hatte bewirkt, daß es mutig, stabil und dadurch lebenstüchtig war.


## Asthma – Atemübung

Asthma steht heute als Zivilisationskrankheit im Vordergrund. Ursächlich spielen allergische, psychische, auch infektiöse Faktoren eine Rolle. Das AT gezielt geübt und ergänzt durch Atementspannungstherapie bringt eine Erweiterung, eine Lösung in den feinsten Bronchien und damit eine Erleichterung der Atmung.
    Ganz wesentlich ist dabei die Ruhetönung – die Ruheschwingung –, die entscheidend zur Krampflösung, zur Entängstigung beiträgt, denn jeder asthmatische Zustand ist an Angst gekoppelt. Daher kann man schon beim jüngeren Schulkind, selbst beim Kleinkind, einen Erfolg erzielen.
    Gelingt es, die Kinder hier einzeln oder auch in der Gruppe über das Hypnotraining anzusprechen und sie in die tiefe Ruhe zu führen, so kann ich den Vorsatz im Unterbewußtsein verankern. Allerdings muß ich einen alters- und situationsgerechten Weg finden. Gerade für solche Kinder eignen sich die Phantasiegeschichten, mit denen ich die Atmung anspreche.
    Die Gruppe schwingt und klingt – om – om – om –, alle Kinder singen, alle Kinder entspannen sich. Die Vokalsingatmung ist eine Ergänzung zur ruhigen Entspannung.
    Eine Gruppe von fünf Kindern, die alle unter Atemschwierigkeiten leiden, besuchen den Zauberberg – den Atemberg der Welt. Hier erleben sie ihre Geschichte („Der singende Seehund", Kassette von Electrola, Köln, 1975).

*Besuch im Atemberg der Welt*
Heute besuchen die Kinder den Atemberg der Welt. Sie besteigen das Zauberflugzeug – sie summen es herbei:
*Om – om – om – a-e-i-o-u – ba-be-bi-bo-bu.*
Und nun kurbeln sie es an:
*Babababababebebebebibibibibobobobobobubububu – babebibobu. Om – om – om.*
    Das ist ein wunderbares Flugzeug, schon saust es durch die Luft. Solch ein Flugzeug kann auch über Wasser fahren, unter Wasser tauchen – also ein Zauberschiff sein – ein Babebi. Auch kann es zum Zauberauto werden, zum Babebibo, und auf allen Straßen fahren.
    Alle Kinder liegen jetzt vollkommen ruhig im Zauberflugzeug, sehen tief unter sich die hellschimmernde See – es hält Kurs auf den Atemberg der Welt. Er liegt auf einer Insel mitten im Stillen Ozean. Die Kinder sind ganz still, sie atmen ruhig hin und her – aus und ein, ein und aus –, und

wir mit ihnen: *om – om*. Nun legt einmal die Hände auf den Leib, da spürt ihr den Atem, er geht ein und aus – aus und ein – hin und her. Ihr spürt den Atemberg und das Atemtal – vollkommen ruhig, gelöst, entspannt atmen die Kinder hin und her. Sie summen ein leises an- und abschwellendes *om – om – om*. Und plötzlich ertönt das „*om*" ganz laut – auf und ab – hell und dunkel, tief und hoch, wie ein Wogen – eine Art Sirene – atmen – ein Seufzen klingt durch die Luft, leise – laut – glasklar – schwebend – seufzend – lachend – gähnend – tosend – brausend und sanft – leise schwingend wieder zurück zum *om-om-om*. Farben leuchten auf. *om-om-om-om-om* – das Babebibobu leuchtet in allen Farben. Und jetzt leuchtet es schnell auf, rot, grün, gelb blitzt es.

Und nun klingt es so, als ob alle om-Wellen durcheinanderklingen, singen und schwingen. Und während dessen nähert sich das Babebibobu dem Atemberg der Welt.

Ein Brausen tönt um das Flugzeug, das unbeirrt seinen Kurs fliegt.

Für alle Kinder ist es wichtig, den Atemberg zu besuchen, richtig zu atmen, richtig zu sprechen. Eins der Kinder hat sich aufgerichtet – es ist mit allen Zauberformeln des Flugzeugs, mit allen Tasten vertraut.

A – ein Druck auf die rote Taste – das Flugzeug steigt steil in die Höhe.

E – grün leuchtet auf. Das Babebibobu bleibt auf einer bestimmten Höhe.

I – bei Gelb gleitet es auf den Strahlen der Sonne schnell und lautlos dahin.

O – schon wird bei blauem Licht der Landekurs eingestellt, um beim

U – im Violett zu landen, an einem Zaubersee – am Startplatz – zum Atemberg der Welt.

Aus dem Babebibobu wird nun eine Rakete – die Babe –, die von vielen Luftelfen über eine Startbahn in das Atemsystem eingeschleust wird.

„Bleibe ruhig", singt ein Luftelfe. Die anfängliche Aufregung ebbt ab. Aufmerksam aber doch ruhig und gelassen freuen sich die Kinder auf die Reise in den Atemberg. Alle Kinder sind vollkommen ruhig, atmen hin und her, aus und ein.

Und schon geht die Rakete ab. Zuerst erreichen sie eine große Muschel. In dieser Muschel bewegt sich wie vom Wind gestreichelt zartes Gras. Licht flackert auf, es ist die Nasenmuschelhalle mit ihrem Flimmerfeld, den zarten Haargräsern, die verhindern, daß die kleinen hüpfenden Staubdämen, Grashüpfer und Labyrinthmännchen einfach in der Tiefe des Atemberges verschwinden. Die Babe kann überallhin vordringen. Sie macht eine Tankpause auf der Kehldeckelstation. Es gilt nur, den richtigen Moment abzupassen, in dem sie in den Untergrund einfliegen kann. Im großen Kehlkopftunnel – durch Lichtstreifen beleuchtet –, vor dem Wind-Männchen tanzen und aus allen Richtungen heraus- und hereinwirbeln, wird die Richtung der Rakete bestimmt, sie muß am Stimmknotenpunkt nach rechts oder links abbiegen.

Die Kinder entscheiden sich für rechts. Sie haben dies nur gedacht – und schon wird dieser Wunsch erfüllt. Die Babe saust wie ein Weberschiffchen durch die verschiedenen kleinen Tunnelgänge – mal hin, mal her, mal vor, mal zurück. Sie sehen genauso aus, wie der große Tunnel.

Plötzlich landet die Rakete in einer hellschimmernden Kugel, und die Kinder sehen erstaunt die Wände der Kugel direkt auf sich zukommen und sich wieder entfernen, von einer feinen Musik begleitet. Auf und ab – hin und her – *om-om-om*. Dabei kommt es den Kindern vor, als ob sie in einem Boot auf einem See abwechselnd in einem Wellental und dann wieder auf einem Wellenberg seien.

Auf und ab – ein und aus – auf und ab – ein und aus – immer im wechselnden Rhythmus – ein schwingendes, klingendes Atmen – und zwischendurch sekundenlang Stille, eine große Ruhe, Pause. Vollkommen ruhig, gelöst, entspannt. Ganz schwer, auf unendlichen Wogen dem schwingenden Rhythmus überlassen.

Je höher sie hinaufschweben in diesem Atempalast, desto mehr umgibt uns eine „schwingende" Stille – und als die Kinder näher hinschauen, tanzen die Atemelfen immer ruhiger. In der obersten Kuppel weht nur noch der Schleier im Wind – nur wenige Atemelfen scheinen sich die Mühe zu machen, den Atemberg hinaufzusteigen.

Die Babe senkt sich, neigt sich, um im gleichen Augenblick auch schon in der Tiefe zu verschwinden. Die Kinder geraten in einen Wirbel tanzender Atemelfen. Sie werden von ihnen in die Mitte genommen und streben dem Ausgang des großen roten Tunnels zu. Durch eine Reihe aufrechter Zahnwächter saust die Rakete auf ein Schiff, das an einem Seeufer liegt.

Auf und ab – ein und aus – Ruhe – *om-om-om-om* – auf und ab – ein und aus – hin und her – wogt das Atemschiff mit der Rakete, die sich wieder in das Zauberflugzeug umwandelt.

Jetzt fliegen die Kinder nach Hause.

Alle Kinder atmen tief und ruhig, sind gelöst, entspannt und froh – *om-om-om-om*.

Die Kinder singen die Vokale a – e – i – o – u und können den Seufzer verlängern und verkürzen, das hören sie selbst.

Auch kann man einen Haucher, ein „h" mit dazunehmen – ha – he – hi – ho – hu – und die Silben in verschiedenen Tonhöhen singen.

Die Kinder fühlen sich leichter, atmen ein und aus, aus und ein.

– Atmung vollkommen ruhig – Der Atem geht von selbst –

– Du atmest von selbst – Ihr werdet geatmet –

Jetzt legt einmal die Hände auf den Bauch und spürt, wie er bei der Einatmung dick, bei der Ausatmung dünn wird. So empfindet ihr den Atemberg und das Atemtal.

– Es atmet mich von selbst – Atmung ruhig –

Wichtig bei allen Formen von kindlichem Asthma – wie überhaupt beim AT – ist die Behandlung der Eltern, speziell der Mutter. Sind Probleme und Konflikte im Elternhaus ausgetragen, gelöst, gewinnt das Kind wieder Vertrauen zur Familie und zu sich selbst. Dies wirkt sich positiv auf die Atmung aus.

– Atmung ganz ruhig – *Es* atmet mich –

Das AT ist in jedem Fall eine Form der Therapie bei asthmakranken Kindern, besonders dann, wenn frühkindliche Erlebnisse blockierend auf die Entwicklung gewirkt haben.

Aber auch bei allergischen und infektiösen Formen ist eine positive Wirkung zu erkennen – oft wird der Grund der Überempfindlichkeit beim Kind entdeckt, seien es Roßhaare in den Polstermöbeln oder andere Allergene.

Die Mutter tritt den Ereignissen durch das AT gelassen entgegen. Der Verbrauch von Medikamenten kann durch AT reduziert werden.

Wichtig ist, daß das asthmakranke Kind im AT, zunächst mit den Übungen der Unterstufe, eine Hilfe erfährt. Die allgemeine Ruhe und die damit einhergehende Beruhigung der Bronchien sind schon Therapie.

Nach 2–3 Monaten haben die Kinder die Technik erlernt und sind in der Lage, mit speziellen Übungen Asthmaanfällen zu begegnen.

– Ich atme gut – Atmung ruhig –

Es erfolgt die verlängerte Ausatmung über die Vokale a – e – i – o – u. Das Kind bekommt Mut, Sicherheit und Selbstvertrauen und kann die Phasen der Unpäßlichkeit, des Mißempfindens, der Verstimmung bewältigen und sich schnell positiv einstellen.

Für an Asthma erkrankte Kinder ist vielfach auch die Abstandsgewinnung zum Elternhaus wichtig.

Ich habe die Erfahrung gemacht, daß eine intervallmäßige Entfernung von zu Hause – z.B. ein Aufenthalt an der Nordsee – sich positiv auswirkt, besonders dann, wenn auch das AT weiter durchgeführt wird. Bei richtiger psychohygienischer Führung und Einsatz der Übungen ist bei gewissen Formen von Asthma eine Heilung zu erwarten.

– Atmung ruhig – *Es* atmet mich – Ich schaffe *es* –

Diese Grundformel für das Kind ist das Medikament – die Vorsatzformel – in der psychotherapeutischen Behandlung. Die begleitenden Atemübungen unterstützen den Weg zur Heilung.

# Störungen im Magen-Darm- und Urogenital-Bereich – Bauchübung

Die Bauchübung spielt bei Kindern eine große Rolle, ist doch der Bauch ein Spiegel der Seele, und nicht selten sind Nabelkoliken das Zeichen einer vegetativen Störung. Es ist bekannt, daß im Bauch die „Angst sitzt" und Krämpfe hervorrufen kann.

Es gibt Kinder, die vor der Schule oder sogar unmittelbar vor Klassenarbeiten erbrechen müssen. Hat man hier die Zusammenhänge mit der Angst erkannt, so kann man diese mit der Bauchübung entsprechend beeinflussen.

Die Kinder „regen sich mit dem Bauch auf" – mit der Leibesmitte, in der symbolisch die Angst sitzt, die „in die Tiefe des Lebens führt". Manche Kinder haben nach außen so viel Angst und Sehnsucht nach Nestwärme, daß sie am liebsten wieder in den Bauch der Mutter hineinkriechen möchten, das habe ich oft gehört.

Nabelkoliken sind ein Indikationsgebiet für das AT, durch das vegetative Spannungen und Verkrampfungen beseitigt werden können.

Wie solche vegetativen Bauchbeschwerden sich manifestieren und wie man ihnen mit dem AT begegnen kann, zeigen die Beispiele von Dirk und Peter, die in einer Gruppe die Beruhigung der Leiborgane durch die Übungen erfahren haben. Sie gewannen Mut, Sicherheit und Selbstvertrauen.

### Nabelkoliken

Dirk hat immer Bauchweh, wenn er sich aufregt, zu Hause und in der Schule – besonders dann, wenn er eine Arbeit schreiben muß.

Die Bauchschmerzen hat er in der Mitte des Leibes, um den Nabel herum, manchmal krampfartig.

Diese Krämpfe verschwinden mit dem AT schon im Ruheerlebnis, und ich sage ihm:
- Atmung ganz ruhig –
- Du bist ruhig, gelöst, entspannt –
- schwer, warm – schwer, warm –
- Dein Bauch, dein Sonnengeflecht ist strömend warm –
- gelöst, entspannt, warm –
Alle Organe, die im Bauch liegen, sind angesprochen.

### Nervöses Erbrechen

Peter muß oft brechen, wenn er in die Schule gehen soll – immer dann, wenn er sich aufregt.

Ihm sage ich in der Ruhetönung: „Lege deine Hände auf den Bauch! Sprich dein Sonnengeflecht an, das du beeinflussen kannst.
- Atmung ganz ruhig –
- Bauch ruhig, Magen ruhig, gelöst, entspannt –
- Sonnengeflecht strömend warm –
- Bauch ruhig, gelöst, entspannt, warm –
Du hast ein Gefühl, als ob die Sonne dir auf den Bauch scheint, Du spürst richtig, wie warm dein Bauch ist. Du bist
- müde, müde, schwer, gelöst, entspannt –
- Sonnengeflecht strömend warm –
- du atmest von selbst – *Es* atmet dich von selbst –
Die Augen sind geschlossen. Du bist
- ruhig, gelöst, entspannt, müde –
Du schläfst ein!"
Jetzt ist es Zeit zum *Zurücknehmen,* zum *Aufwachen.*
- Tüchtig rekeln, strecken –
- durchatmen –

- Beine bewegen –
- Augen auf! –
  so fühlen sie sich erfrischt.

Allerdings darf man nicht verkennen, daß sich hinter Bauchbeschwerden – wie z.B. einer Nabelkolik – auch eine Appendizitis verbergen kann.

Ein Kind, das mir wegen dauernder Beschwerden mit Erbrechen geschickt wurde, hatte keineswegs ein Angstsyndrom, wie man vermutete, sondern eine chronische rezidivierende Appendizitis, die von Zeit zu Zeit aufflackerte. Dann hatte das Kind diffuse Bauchschmerzen. Die Mutter dachte, es hinge mit der Schule zusammen, da die Schmerzen immer dann auftraten, wenn das Kind eine Arbeit schreiben mußte und Angst davor hatte.

Wenn auch Zusammenhänge zu finden waren, so mußte doch die Appendizitis schnellstens beseitigt werden, und das geschah sozusagen „fünf Minuten vor Zwölf" durch Operation.

Deshalb ist bei diffusen Bauchschmerzen wie bei allen psychosomatischen Krankheiten eine Untersuchung aus organmedizinischer Sicht erforderlich.

### Gastroenteritis

Die 11jährige Ilonka klagte oft über Bauchweh. Sie hatte manchmal Erbrechen, vor allem dann, wenn in der Schule erhöhte Anforderungen an sie gestellt wurden. Sie hatte dann auch keinen Appetit, war lustlos, und letztlich ging sie an solchen Tagen möglichst nicht in die Schule.

Es wurde bei ihr eine in Schüben verlaufende funktionelle Gastroenteritis festgestellt. In der psychotherapeutischen Behandlung stellte sich heraus, daß Ilonka auf ihren drei Jahre älteren Bruder eifersüchtig war, der als guter Schüler vom Vater oft gelobt wurde. Außerdem behandelte er seine „kleine Schwester" von oben herab, was Ilonka ihm übelnahm. Dies war die Ausgangslage, in der das Mädchen zu mir kam, und ich hatte die Aufgabe, die Situation mit ihr abzuklären. Was sie brauchte, waren Selbstvertrauen und Sicherheit.

Ilonka erlernte das AT mit entsprechenden Vorsatzhilfen. Damit gelang es, das Verhältnis zwischen Bruder und Schwester zu bessern. Sie beruhigte sich, die Gastroenteritis klang ab, und sie stand über der Situation.

### Ulcus ventriculi et duodeni

Ein 15jähriger Junge litt unter einem chronisch rezidivierenden Ulcus duodeni, das nur in den Ferien ruhig war. Er stand – bedingt durch viele sportliche Aktivitäten und andere Hobbys – ständig unter Streß. Dazu war er sehr ehrgeizig.

Das führte zu Erregungszuständen, die sich bei ihm im Magen-Darm-Bereich auswirkten.

Mit dem AT lernte er, nicht nur ruhig zu sein, sondern sich auch zu programmieren. Er wurde gelassener, alles ging besser, und das Ulcus duodeni heilte endgültig ab.

Hier läßt sich der gesundheitsvorsorgende Aspekt des autogenen Trainings deutlich erkennen. Dem Jungen, der gelernt hat, sein Sonnengeflecht und besonders seinen Magen-Darm-Trakt anzusprechen, gelang es, die psychosomatische Krankheit zu heilen. Er bekam Mut, Sicherheit und Selbstvertrauen.

Viele Kinder leiden heute schon an Magen-Darm-Störungen – auch an Ulkuskrankheiten – besonders dann, wenn sie von der Familie her belastet sind.

Bei einem 10jährigen Mädchen, Margit, hatte man wegen eines rezidivierenden Magenulkus eine Operation erwogen.

Da sie längere Zeit auf ein freies Bett warten mußte, kam der behandelnde Arzt auf die Idee, diese Zeit mit AT zu überbrücken und schickte sie mir zur Behandlung. Er dachte an die Möglichkeit der Angstbewältigung, die das Kind naturgemäß vor dem Krankenhaus hatte.

Margit lernte erstaunlich schnell die Übungen, die ich ihr erklärte. Sie konnte die Bauchübung – die Sonnengeflechtsübung – bald selbständig einsetzen.

Das Erstaunliche geschah, Spannungen und Schmerzen ließen nach, so daß ich diese Behandlung konsequent weiterführte, die zum Schluß eine Operation unnötig machte.

## Obstipation

Was wenige wissen, was die Erwachsenen im AT „nebenbei" feststellen, ist die Beeinflussung der Obstipation. Sie hängt mit dem in der frühen Kindheit angelegten bekannten Begriff des „kaptativen und retentiven Strebens" zusammen.

Das Kind muß lernen, etwas „herzugeben", etwas „loszulassen". Bei Obstipation wirkt das AT auf den Darm entspannend und lösend. Deshalb halte ich die Vorsatzformel
– gelöst, entspannt –,
die ich immer an den Anfang des AT setze, hier für besonders geeignet und wirkungsvoll.

Früher glaubte man auch, daß die Obstipation mit einer sexualfeindlichen Haltung zusammenhänge. Ich habe dies nicht beobachten können, vielleicht weil die Einstellung zum Sexualbereich freier geworden ist.

Nach Rücksprache mit den Müttern kann man sagen, daß sich das AT in all den Fällen, in denen Obstipation vorlag, positiv auswirkte.

## Colitis ulcerosa

Ein schwieriges Krankheitsbild ist die Colitis ulcerosa, die psychotherapeutisch angegangen werden muß.

Die quälenden Darmkrämpfe mit blutigen Durchfällen, die Schwerverträglichkeit der hierbei angewandten Medikamente erfordert nach Kenntnis des psychologischen Hintergrundes – der in den meisten Fällen durch das Verhältnis Mutter–Kind bedingt ist – Hypnose und AT, wobei der Schwerpunkt verschieden zu setzen ist. Dadurch werden die Darmkrämpfe gelöst und die Häufigkeit der Stuhlentleerung reduziert.

Die Beratung der Eltern, besonders der Mutter, ist bei dem Krankheitsbild der Colitis ulcerosa besonders wichtig. Die Mutter sollte das AT am besten selbst erlernen, damit sie die Therapieform versteht.

Sylvia, zehn Jahre alt, Einzelkind, war äußerst sensibel und kontaktarm. Sie sprach wenig und beobachtete aus der Entfernung das Leben zu Hause. Vater und Mutter hatten oft Streit und trugen ihn laut aus.

Sylvia reagierte darauf mit heftigen Darmkoliken und blutigen Durchfällen, woraus sich eine Colitis ulcerosa entwickelte.

Für die Therapie war zunächst eine gewisse Distanzierung zwischen Mutter und Tochter erforderlich.

Sylvia erlernte gewissenhaft das AT und konnte damit einen weitgehenden Einfluß auf die Organe des Bauches, auf ihren Darm ausüben. Die Krämpfe und die blutigen Schleimentleerungen besserten sich nach und nach.

In der weiteren Entwicklung war eine Persönlichkeitsreifung des Kindes festzustellen, wodurch das Krankheitsbild ebenfalls günstig beeinflußt wurde.

## Enuresis nocturna

Für Bettnässen von Kindern und Jugendlichen ist das AT von größter Bedeutung. Nachdem das Grundlagentraining erlernt wurde, liegt der Schwerpunkt der Behandlung auf der situationsgerechten, individuell erarbeiteten Vorsatzhilfe – einer Verbalsuggestion, die im Hypnotraining verankert wird.

Der psychotherapeutische Weg mit dem AT läßt das Selbstvertrauen wachsen. Es erfolgt ein positiver Einfluß, hervorgerufen und unterbaut durch die positive Vorsatzformel:
– Mein Bett bleibt trocken – Ich bin gesund –
Negative Formeln wie „Ich mache mein Bett nicht mehr naß", sind zu vermeiden.

Die Schwere- und die Wärmeübung sind die ersten Stufen, die in die Ruhe, in den Wachschlaf führen, und schon von daher ist eine Wirkung abzulesen.

In der Einzeltherapie kann ich das AT erfolgreich einleiten, in der Gruppe verstärke ich den Wirkungseffekt – selbstverständlich muß die Anonymität gewahrt werden. Auch während der Gruppenbehandlung muß ich mich einem Bettnässerkind unauffällig persönlich widmen – das bedeutet eine Unterstreichung des wachsenden Vertrauens.

Ein Erfolg der Bettnässerbehandlung ist die Einstellung der Wecktermine – besondere Vorsatzformeln mit der „Kopfuhr". Das Kind wird zu bestimmten Zeiten zum Entleeren der Blase angehalten. Bei jüngeren Kindern wird dieses Wecken zunächst über die Mutter vollzogen, die das Kind anspricht.

Zur Weckzeit wird der Schlaf verflacht, so daß der Prozeß – Wecken und Wasserlassen – leichter abläuft.

Die Beseitigung des Bettnässens gehört mit zu den dankbarsten Aufgaben des AT, die ich als Therapeut kenne.

Für die Behandlung der Enuresis nucturna halte ich den Einsatz der 5. Übung:
- Bauch warm – Sonnengeflecht strömend warm –
ergänzt durch die Vorsatzhilfe, für am besten geeignet.
- Bauch warm – Blase warm – Ich bin trocken –
- Bauch warm – Blase warm – Bett trocken –
Das gilt für alle Altersgruppen.

Nach meinen Erfahren entfaltet die Bauchübung im Kindesalter eine besonders intensive Wirkung.

Elke war fünfeinhalb Jahre alt, als ihre Mutter sie mir wegen Enuresis nocturna zum AT brachte. Ihr Mann war beruflich nach Amerika versetzt, und sie sollte mit den Kindern – mit Elke und ihrem zwei Jahre alten Bruder – nachkommen.

Im Gespräch mit der Mutter erfuhr ich, daß das Bettnässen bei Elke kurz nach der Geburt des Bruders begonnen hatte. Sie vermutete verständlicherweise, daß Elke eifersüchtig war. Da das Mädchen sich jedoch über Klaus freute, ihn liebte, schien dies nicht der Fall zu sein, und so ließ die Mutter den Zusammenhang mit dem Bettnässen fallen. Sie suchte nun nach anderen Ursachen.

Für jeden objektiven Beobachter ist es klar, daß hier eine unbewußte Verdrängung zugrunde lag. Das Mädchen wollte die Aufmerksamkeit der Mutter wieder verstärkt auf sich lenken, da diese vordergründig mehr mit Klaus beschäftigt war als mit ihr. Aus der inneren Traurigkeit heraus „weinte die Blase", und so konnte ich der Mutter erklären, daß ihre erste Vermutung wahrscheinlich stimmte.

Obwohl es schwer ist, Kinder in Hypnose zu versetzen, wählte ich diesen Weg, um Elke aus der festgefahrenen, negativen inneren Programmierung herauszuhelfen.

Der Hypnose gingen Gespräche mit dem Kind voraus. Elke wollte gern ihr Bettchen trocken haben und war begeistert von der möglichen Hilfe.
- Mein Bettchen bleibt trocken, ich bin gesund! –
lautete der Vorsatz, den ich mit ihr erarbeitete, erklärte und im Hypnotraining einsetzte. Diesen Satz ließ ich sie lernen, sich fest einprägen.

Elke ließ sich in die Ruhe versetzen:
- Vollkommen ruhig, gelöst, entspannt –
In die Bereitschaft zum Einschlafen hinein wiederholte ich diesen Vorsatz monoton in Abständen von 1–2 min.

Bei fortschreitendem Üben verstand das Kind seine Situation besser.

Nach vier Monaten blieb das Bett trocken. Der falsche Reflex war durch den positiven Vorsatz aufgehoben, die Situation „innerlich gereinigt".

Elke erlernte das AT, damit konnte sie sich selbst ansprechen:

– Mein Bett bleibt trocken, ich bin gesund –
das war und blieb lange Zeit ihr Vorsatz.
Die Einstellung zum Bruder war positiv – er gehörte zu ihrem Leben.

## Kopfschmerzen – Kopfübung, Stirnkühlung

Die bei Kindern auftretenden Kopfschmerzen sind meist nervös bedingt. Sie gehören zum Krankheitsbild der vegetativen Dystonie und entstehen durch Unruhezustände zu Hause, falschen Ehrgeiz in der Schule, aus Angst – und dies ist oft der Schulkopfschmerz.

Kinder, die darüber klagen, sind am Wochenende wie auch in den Ferien frei von Kopfschmerzen. Es ist der Leistungsdruck, der im Kopfgebiet Durchblutungsstörungen – Mangeldurchblutung mit Sauerstoffdefizit – erzeugt.

Unter meist orthostatisch bedingten Kopfschmerzen leiden oft die Adoleszenten, die schnell wachsenden Jugendlichen.

Hier sind Bewegungstraining, Atem- und Entspannungsübungen, sportliche Aktivitäten – ergänzend zum AT – eine echte Prophylaxe.

Eine besondere Ursache hatte die Migräne von Marius. Marius, 15 Jahre alt, litt seit vielen Jahren unter Migräne. Ihm waren die meisten Medikamente auf diesem Sektor bekannt. Seine Migräne wurde jedoch damit nie beseitigt, sondern nur symptomatisch beeinflußt – mal mehr, mal weniger –, gesund war er nicht.

Nun hofften er und seine Mutter, mit dem AT die richtige Therapie gefunden zu haben.

Ich erfuhr, daß die Migräne in unregelmäßigen Intervallen auftrat und immer 2–3 Tage dauerte. Lange Zeit suchte ich vergeblich nach der Ursache, die mir bei einem Gespräch plötzlich – fast nebenbei – klar wurde. Marius erzählte beiläufig, daß sein Vater früher in der Schule immer der Beste war, die besten Arbeiten schrieb. Er war von dem Gedanken geprägt, „Vater ist der Beste“. Ihm strebte er nach, jedoch konnte er ihn nie erreichen, denn die meisten Klassenarbeiten in Mathematik waren zwar nicht schlecht, aber entsprachen nicht den Vorstellungen des Jungen und natürlich auch nicht des Vaters. Ich kam zu der Ansicht, daß er so auf den Vater fixiert war, daß er jedesmal krank wurde und eine Migräne bekam, wenn die Arbeit nicht gut ausgefallen war.

Ich sprach den Vater an, der seinerseits ganz bestürzt reagierte. Er konnte nicht ahnen, daß seine Leistung in der Schule für Marius ein Maßstab war und solche Folgen hatte.

Er sprach mit seinem Sohn – die Erwartungsangst wurde endlich abgebaut. Marius wurde ermutigt, froh und frei seinen Weg zu gehen. Das war die wichtigste Voraussetzung für den Einsatz der Vorsatzformel im AT.

– Ich schaffe *es*! – Ich habe Vertrauen –

Damit konnte Marius in der Schule ruhig arbeiten, ohne daß der Zwang zu einer „Eins“ dahinterstand.

– Ruhig, mutig schaffe ich *es* – positiv, gesund froh –

So war Marius befreit und stand über der Situation. Seine Arbeiten schrieb er komplikationslos gut, seine Migräne trat in der Folge nicht mehr auf, er war gesund und war fähig, jederzeit Ruhe und Entspannung zu erreichen. Mutig konzentrierte er sich und erbrachte damit ohne Druckgefühl die geforderte Leistung. Die Erwartungsangst war beseitigt, die Psyche normalisiert. Die Selbstbestätigung brachte Marius auf seinem Weg ein ganzes Stück vorwärts.

Die eigentliche Kopfformel, die Stirnkühlungsübung
– Stirn kühl – Kopf klar –
war auch bei ihm erfolgreich.

Die meisten Kinder können sich gut vorstellen, daß ein kühler Wind an der Stirn vorbeiweht. Manchmal sieht man, wie sie dann müde werden – die Augen fallen von selbst zu. Wenn sie im Suggestivschlaf die Stirnkühlungsübung erlebt haben, wachen sie frisch auf, bereit zu neuem Tun. Man kann mit Recht sagen, daß die Kopfübung nicht nur Kopfschmerzen beseitigt, sondern auch Konzentration und Leistung erhöht.

# Autogenes Training bei Hautkrankheiten

**Allergien**

Weit öfter als ich dachte, hatte ich Fälle von Allergien zu behandeln.

Der beeindruckendste Fall für mich war ein 14jähriger Junge, der von seiner Mutter gebracht wurde, weil er an einer Allergie litt. Es handelte sich um eine ekzematöse Dermatitis, die schon jahrelang bestand und die den ganzen Körper befallen hatte – vor allem Hände, Arme und Gesicht. Die Allergie wurde von einem Quincke-Ödem – beide Augen waren weitgehend zugeschwollen – begleitet (Abb. 4a, b).

Hendrik, dessen jüngerer Bruder wegen Konzentrationsstörungen schon das AT bei mir erlernt hatte, begegnete mir aggressiv, mehr noch, er war aggressiv übersteuert, lehnte mich und jede ärztliche Behandlung ab. Er war gleichzeitig depressiv, denn er glaubte nicht mehr an das Gute im Leben.

Es bedurfte langer, intensiver Gespräche, um dem Jungen Vertrauen zu einer Methode wie dem AT zu vermitteln, das ihm zwar durch seinen Bruder schon bekannt war, für ihn aber keine Bedeutung hatte.

Die psychotherapeutische Behandlung deckte dann auch die schwierigen zwischenmenschlichen Verhältnisse in der Klasse und auch die Spannungen mit seinen Lehrern auf.

Die Ursachen dazu lagen in seiner körperlichen und seelischen Verfassung. Sein Aussehen wie auch ein störrisches Wesen stieß die anderen Kinder zurück. Auch spielte sicher die Eifersucht auf seinen jüngeren Bruder eine Rolle, der gesund und fröhlich war.

Mit Hilfe der Mutter, die die Zusammenhänge verstanden hatte und sich nun Hendrik mehr zuwandte, gelang es mir, endlich Hendriks Vertrauen zu gewinnen.

So konnte ich die Verspannungen und Verkrampfungen lösen. Schritt für Schritt, mit Hilfe der einzelnen Übungen des AT erfuhr Hendrik nach kurzer Zeit, was Beruhigung bedeutet. Seine Haut reagierte – sie wurde „ruhiger". Dieser kleine Erfolg ermutigte zur Weiterarbeit. Er erlebte Schwere und Wärme – von daher wirkte sich bereits die Förderung der Durchblutung positiv aus. Mit dem Hypnotraining stellte er nun Beziehungen zu seinem Körper her und war fähig, die Haut zu erreichen. Nach I.H. Schultz war dies der „verantwortliche Eingriff bei sich selbst".

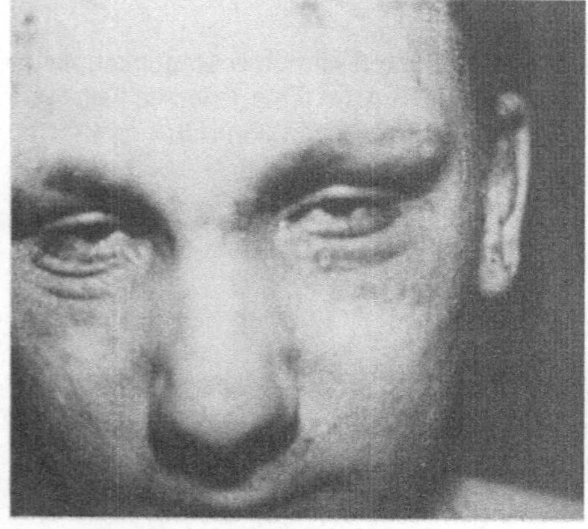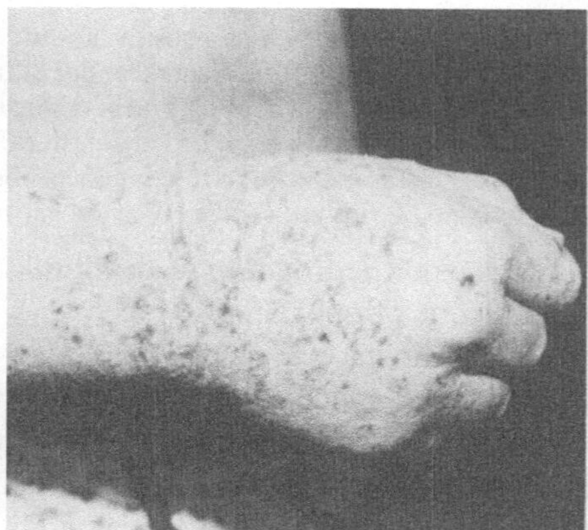

**Abb. 4a, b.** Ekzematöse Dermatitis psychosomatischer Genese bei einem 14jährigen Jungen

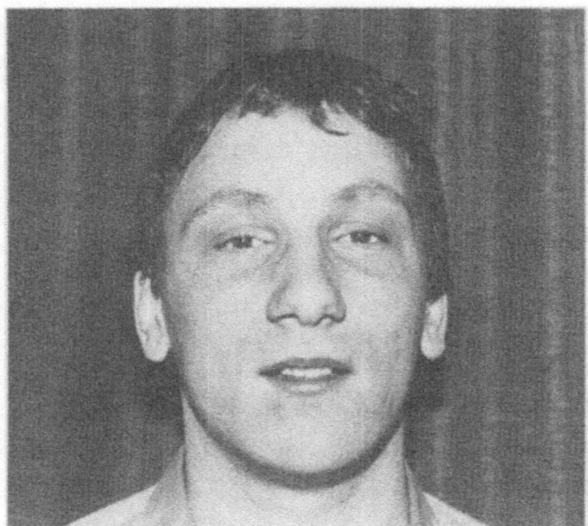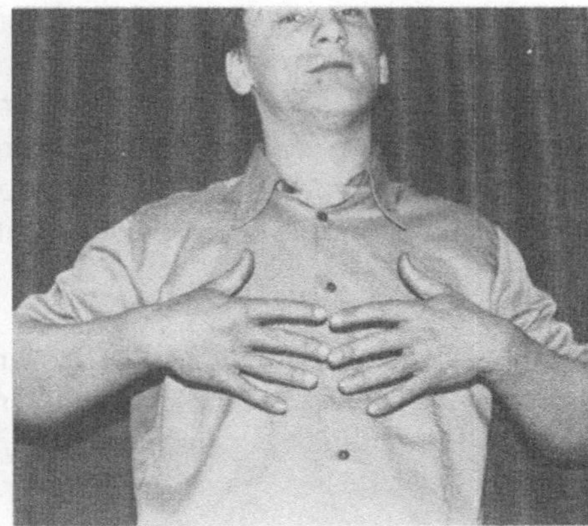

**Abb. 5a, b.** Bild der gesunden Haut nach mehr als einem Jahr AT

Außerordentlich wichtig erschien es mir, daß sich die Mutter zurückzog, keine Ermahnungen, keine Verbote aussprach, die früher gegenteilige Reaktionen hervorriefen.

Es war nahezu ein Jahr AT – Einzel- und ergänzend Gruppentherapie – erforderlich, bis wir über die Besserung hinaus die ersten Zeichen einer Heilung erkennen konnten (Abb. 5a, b).

Ich bin sicher, daß die innere Stabilisierung durch das AT, dazu die Organbeeinflussung mit Hilfe geeigneter Vorsatzhilfen, therapeutisch entscheidend waren.

Ein anderer Fall präsentierte sich bei einem 16jährigen Mädchen, das an beiden Unterarmen von einem flächigen, juckenden Ekzem befallen war, das sich gelegentlich auch am Körper zeigte.

Sobald in der Schule schwierige Arbeiten geschrieben wurden, kam bei Lydia das Ekzem verstärkt zum Vorschein. Sie litt so sehr darunter, daß sie kurz vor dem Abitur von der Prüfung zurücktrat und die Schule verließ, obwohl sie eine gute Schülerin war. Sie hatte einfach Angst, übergroße Angst, und das Schulproblem verstärkte sich. Die Angst vor der geforderten Leistung machte täglich neue Angst. In dieser Zeit des Umbruchs kam sie zu mir, um das AT zu lernen. Und ich konnte durch die Übungen und durch die gezielten ausgearbeiteten und eingesetzten Vorsatzhilfen in relativ kurzer Zeit – in etwa vier Monaten – einen Erfolg registrieren, d.h. auch die Haut beeinflussen und – was noch wichtiger war – die Angst ansprechen, der sie „mutig" begegnete. Für sie war es entscheidend, Mut, Sicherheit und Selbstvertrauen zu gewinnen.

Sie konnte inzwischen ihre Haut im Sinne der Durchblutungsförderung positiv beeinflussen.

Das Mädchen wurde angehalten, jeden Tag im Freien – sie wohnte außerhalb der Stadt – verstärkt die Atementspannungsübung durchzuführen. Denn eine gute Ausatmung bedeutet gleichzeitig eine Befreiung von Schlackenstoffen sowie die Einatmung die Aufnahme von Sauerstoff ermöglicht. Lydia ist heute ein gesundes junges Mädchen. Was war vorgefallen, innerlich in ihr vorgegangen?

In der psychotherapeutischen Vorbehandlung zum AT erfuhr ich, daß sie als einzige Tochter in einem großen Geschäftshaushalt, von fremden Menschen betreut, sehr viel allein war und dadurch kontaktarm wurde. Sie war ständig auf der Suche nach Nestwärme und Geborgenheit. Niemand hatte für das Kind Zeit, und so hatte schon mit 4 Jahren ihre Erkrankung begonnen, eine Allergie, wie man feststellte. Jetzt waren die Eltern besorgt und versuchten, ihrer Tochter zu helfen. So konnte sie ohne Schwierigkeiten die Schule wechseln. Da sie Freude an Sprachen hatte, war es ihr möglich, eine Fachschule zu besuchen. Sie war mutig, frei, unbekümmert und lernte fröhlich. Der Druck an der alten Schule war von ihr gewichen, damit aber wurde auch die Angst nach und nach abgebaut. Sie begann sich wohl zu fühlen und stellte sich positiv ein. Heute hat Lydia Selbstvertrauen und ist eine Persönlichkeit.

Bei allen Formen von Dermatitis und Ekzemen wird im AT das Wesen des ganzen Menschen angesprochen. Um eine äußerlich sichtbare Heilung zu gewährleisten, ist eine innere Lösung und Entspannung Voraussetzung.

Aus den Bereichen der Hauterkrankungen sind uns noch viele Beispiele für positive Wirkungen des AT bekannt.

Einer meiner vier Söhne litt während der Pupertät ständig an Akne vulgaris. Jedesmal wenn eine Klassenarbeit angekündigt wurde, blühte sie auf, und wenn die Arbeit geschrieben war, wurde seine Akne weniger akut. Der Junge sah ein, daß ihm nur Lernen helfen konnte, und als er sich danach richtete, heilte die Akne ab.

**Warzen**

Hierbei handelt es sich um nervöse Anhangsgebilde der Haut.

Kann man bei Kindern die Ursache ihrer Entstehung herausfinden, so ist es möglich, diese im Hypnotraining anzusprechen, und die Warzen fallen meist nach 4–6 Wochen ab.

**Nägelkauen**

ist eine andere Fehlhaltung, die durch innere Unausgeglichenheit, Verkrampfung, vegetative Verspannung und Angstzustände zum Ausdruck kommt.

Einsicht in das Problem und entsprechende Programmierung helfen in kurzer Zeit, die Störung zu beseitigen.

Die richtige Vorsatzhilfe – individuell erstellt – ist hier entscheidend.

# Autogenes Training bei Sprechhemmungen und Sprachbildungsstörungen

## Therapeutisches Programm

1. Gespräche mit der Mutter (Eltern, Familie)
2. Gespräche mit dem Kind (Erfassung der Persönlichkeit)
3. Atementspannungsübungen mit Mutter und Kind
4. Atem-/Sprach-/Vokal-/Singübungen, allein und in der Gruppe
5. Atem-/Sprach-/Bewegungsübungen in der Gruppe
6. Spontanspiele, Gestaltung
7. AT für Mütter (Eltern)
8. AT in der Gruppe
   - für jüngere Kinder mit Phantasiegeschichten
   - für ältere Kinder sachlich mit Sprachübungen – allein und in der Gruppe
   - Einsatz von individuell erarbeiteten Vorsatzhilfen
   - Selbsterfahrung einzeln und in der Gruppe
9. Spaziergänge, Bewegungsspiele
10. Arbeitsanleitung, Protokolle, Diskussion, Erfahrungsaustausch

Viele Eltern bringen ihre Kinder wegen Stottern, wegen Sprechhemmungen und Sprachbildungsstörungen zum Arzt.

„Mein Kind kann nicht gut sprechen, es stottert. Zu Hause spricht es meistens normal, aber in der Schule geht es gar nicht."

Warum? Dies zu wissen, ist wichtig. Oft hat das Kind Angst vor anderen Menschen, in der Schule, in der Familie, im Alltagsleben.

Wenn die Vorgeschichte abgeklärt, das Kind organisch durchuntersucht worden ist, wenn der „Intelligenztest" vorliegt, hat man verschiedene Möglichkeiten, solchen Kindern zu helfen.

Fragen, ob und wann das Kind normal gesprochen hat, Fragen nach dem Zeitpunkt des Eintretens solcher Sprechhemmungen wie Stottern weisen einen Weg für die Behandlung.

Mit den nachfolgenden Ausführungen stelle ich meine Erfahrungen mit dem AT in der Sprachtherapie vor, wobei ich die Methode jeweils individuell und unabhängig von den Forschungen über die konventionelle Therapie gestaltet habe.

Sprachstörungen, soweit sie nicht den Kernneurosen zuzurechnen sind, lassen sich auf diese Weise gut beeinflussen.


## Praxis

Eltern, die das AT erlernt haben, stellen sich eine Heilung sprechgehemmter (Stottern) oder auch sprachgestörter Kinder leichter vor als sie ist.

Das AT bietet hierbei allerdings eine entscheidende Hilfe an. Es ist ein wesentlicher therapeutischer Schritt, der jedoch nur dann zum Erfolg führt, wenn er aus ganzheitlicher Sicht angelegt wird.

Sprachstörungen können sowohl anlage- als auch umweltbedingt sein. Nicht verarbeitete Situationen, z.B. im familiären Bereich, oder Schockreaktionen können zu den Ursachen gehören, wobei die Randneurosen und Schichtneurosen meist erfolgreich behandelt werden, während die Kernneurosen eine psychoanalytische Behandlung erfordern.

Ein ausführliches Gespräch mit der Mutter, respektive mit den Eltern, ist unerläßlich.

Das Kind, das stottert, also eine Fehlhaltung hat, leidet unter Verspannungen und Verkrampfungen. Oft handelt es sich um angestaute Aggressionen und Frustrationen, die schon eingefahren und deshalb um so schwieriger anzugehen sind, je älter das Kind ist.

Auch hat das Kind Angst, ist unsicher, meist introvertiert. Es ist sich seiner selbst und der in ihm angelegten Kräften nicht bewußt, dadurch oft verurteilt, während des ganzen Lebens „in der Ecke zu stehen", wenn es sein „Selbst" nicht finden und erleben kann.

Dies ist nun die therapeutische Aufgabe, die mit dem AT angegangen wird und eine wesentliche Rolle spielt – eine Schwerpunktbehandlung, die vorbereitet werden muß.

Habe ich mir als Therapeut ein Bild von den Eltern und von der Familie gemacht, habe ich Auge in Auge mit dem Kind, mit seiner Persönlichkeit Kontakt aufgenommen, was „verbal" oft schwierig ist, so gebe ich Mutter und Kind die ersten Erklärungen zu der nun folgenden Praxis. Als Einführung in das AT ist das Erlebnis von Ruhe und Atmung von Bedeutung.

Wie in der Gruppe, beginne ich auch in der Einzelbehandlung mit der Bewußtmachung der Atmung. Es erfolgt die Vokal-Sing-Atmung. Ich lege die Vokale a-e-i-o-u zugrunde und verbinde diese mit verschiedenen Konsonanten b, c, d, f, g etc.

Bei diesen Atemübungen lasse ich die Silben nachsprechen und zu Wörtern zusammensetzen, z.B. die Vokale mit den Konsonanten verbinden, ohne jedoch ein Wort über Fehler zu verlieren:

– babebi – babebibo – babebibobu –

Stottern überhöre ich, wiederhole aber ständig die Lernaufgabe, immer in den Eigenrhythmus der Atmung einschwingend, betont durch das Summen der Silbe „om", die als beruhigendes Element die Ruhestörung oder auch die Ruheschwingung einleitet und die fließende Atmung unterstreicht.

Mutter und Kind spüren, was entspanntes Atmen ist, das durch einen individuell erlebten Rhythmus entwickelt wird.

Die Silben werden im Bogen der Ausatmung gesprochen. Ich lassen den Bogen mit der Hand nachvollziehen und leite mit der Betonung der Ausatmung den Atemrhythmus ein.

Das Kind spürt die Lösung, die Entspannung, „das Steuernde zur Mitte hin", z.B. das Heben und Senken des Leibes.

Die Kinder atmen rhythmisch wiegend – wie ein Boot, daß auf dem Wasser auf- und abgeht – aus und ein, hin und her.

Ich lasse das Kind seine Hände auf den Leib legen, das Heben und Senken des Leibes spüren und die Ruhe, das *Ausruhen* – die Grundübung im AT – wird entfaltet. Jedes Kind erlebt „seine" Atmung, seinen eigenen Rhythmus.

– Ruhig atmen – Atmung ganz ruhig –

– *Es* atmet sich – *es* atmet mich von selbst –

Solche Einstellungen sind Kennzeichen des vorbereitenden Weges, eines Weges der Lösung und Entspannung, einer inneren Befreiung.

Es fällt dem Kind in dieser Phase leicht, seinen Rhythmus zu finden, der auch durch Musik – hier besonders gut durch klassische Musik wie Mozart oder Haydn – entwickelt werden kann. Ich lasse die Kinder oft „dirigieren", sich nach der Musik bewegen, kombiniert mit der Ausatmung – hierzu gehört viel Einfühlungsvermögen.

Nichts wird erzwungen, alles muß Freude machen. Gerade sprachgestörte Kinder müssen neu – von innen her – aufgeschlossen werden und mit Faszination lernen, also *neu* anfangen zu sprechen.

Erst jetzt führe ich sie zu den einzelnen Stufen der konzentrativen Entspannung im AT, nicht ohne jeder Stunde mit formelhaften Vorsatzbildungen einen sprachlichen Akzent, sozusagen einen Schwerpunkt zu geben.

In der Gruppe stelle ich einen Sprechchor zusammen – die Anregung dazu gab mir eine Berliner Schule –, in dem Dynamik, Temperament, Spannung, Lebensfreude und Rhythmus vorgestellt werden, z.B. durch Worte verschiedener Betonung und Klangfarbe:

**Berlin** – **Berlin**, **Kanada** – **Kanada**, **Köln** – **Köln**, **Uhu** – **Uhu**, Oheio – Oheio, **Toronto** – **Toronto**, Aha – Aha, **Alaska** – **Alaska**, **Titicacasee** – **Titicacasee**, Tobias – Tobias, Yokohama – Yokohama.

Auch können Kinder eine neue Sprache „ganz kraus" erfinden und durch Bewegung untermalen. Man muß versuchen, sie zu verstehen. Das macht viel Spaß, löst Heiterkeit aus, die über Phasen des Schreiens und Lärmens anschließend über die Ruhe – die Ouvertüre des AT – zum Sprech- und Sprachbewußtsein führen.

Dabei werden Hemmungen abgebaut – das Kind atmet ruhig und ist mutig und frei.
- Ruhig atmen – aus und ein –
- Gelöst, entspannt, ruhig, vollkommen ruhig –
- Atmung ruhig –
- *es* atmet mich von selbst – *es* atmet mich –

Immer wieder lasse ich sie ihre Atmung noch einmal erspüren – sie lassen sich, sie lösen sich, sie ruhen in sich –, sie hören meine Stimme, von der sie sich später lösen müssen.

Immer wieder lautet der innere Anruf:
- Vollkommen ruhig, gelöst, entspannt, schwer warm –
- Aus- und einatmen! – Atmung ruhig – *es* atmet mich von selbst –
- Ich spreche leicht, ich spreche gut –
- Sprechen geht von selbst –
- Ich bin gesund! –

Diese Vorsatzhilfen lasse ich aktiv vorüben und baue sie dann in die Atemübung ein. Ich lasse die Worte, die Sätze in der Ausatmung ausschwingen – ein Vorgang, den ich in bestimmten Fällen mit Hypnose einleite.

Wenn wir im Verlauf der Übungen die Leibeinstellung – die Sonnengeflechtsübung – als 6. Übung durchführen, wachsen Sicherheit und Selbstvertrauen.
- Leib strömend warm –
- Sonnengeflecht strömend warm –

Dabei werden die Atmung vertieft, Lösung und Entspannung empfunden – immer wieder mit der Formulierung:
- *Es* atmet mich von selbst – *es* atmet mich –

Der sich entwickelnde Eigenrhythmus wird verstärkt erlebt und damit die Sprachübung angelegt, respektive unterstrichen, die Wortbildung herausgearbeitet.

Unter Umständen erzähle ich hier eine Phantasiegeschichte oder schiebe ein Phantasiespiel ein (s. „Besuch des Atembergs der Welt").

Mit der Kopfeinstellung wird die Sprachübung durch eine formelhafte Vorsatzbildung gefestigt.

Bei phantasiebegabten Kindern hat sich nach vorheriger Erklärung des Gehirns und seiner Funktionen in Verbindung mit Atem- und Sprechübungen die „Reise in das Denk- und Sprachzentrum" als Phantasiegeschichte bewährt.

- Atmung ruhig, aus und ein -
- Ich spreche gut, ich spreche klar und deutlich -
- Ich spreche frei - Ich bin gesund -
- Meine Worte klingen gut - Ich spreche deutlich -
- Ich bin mutig, ich spreche frei -
- Ich bin froh - Ich bin gesund -
- Vollkommen ruhig, gelöst, entspannt, spreche ich gut -
- Ruhig atmen, aus und ein -
- Gelöst, entspannt spreche ich gut -
- Ich spreche frei - Ich bin gesund! -

Wie auch immer formuliert, das Wunschdenken muß individuell geformt sein und seinen Ausdruck finden.

Drei eindrucksvolle Beispiele für die Beseitigung von Sprechhemmungen und Sprachbildungsstörungen bieten Vera, Jörg und Clemens:

### *Vera*

Vera, ein 8jähriges Mädchen, hatte in der Schule wegen einer Sprech- und Sprachhemmung Schwierigkeiten. Die Kinder lachten sie häufig aus.

Dabei war Vera überaus intelligent und fähig, sich etwas auszudenken. Sie verfügte über ein großes Maß an Phantasie; so konnte ich ihr über die Traumreisen zur Unabhängigkeit und zur inneren Freiheit verhelfen.

Sie flog mit mir zum Mond und zu den Sternen. Sie besuchte den Bach in der Wiese, pflückte einen Märchenstrauß, um dann nach einer aktiv erlebten Reise auszuruhen.

Die Spannung der Geschichte führte Vera in die Entspannung der tiefen Ruhe. Dabei fand sie die so notwendige Hilfe für die Entwicklung ihrer Persönlichkeit. Sie wurde sehr schnell mutig und war nach 2 Monaten in der Lage, klar und deutlich zu sprechen. Die bei ihr anfänglich vorhandene Kontaktstörung verschwand.

Vera wurden durch das AT Mut und Sicherheit vermittelt. Das gemeinsame Erleben in der Gruppe machte sie frei und brachte ihr eine positive Lebenseinstellung.

- Positiv spreche ich gut! -

Die gewählte Formel muß bewußt und freudig aufgenommen und gesprochen werden.

### *Jörg*

Ein Jahr dauerte die Behandlung bei Jörg, fünf Jahre alt, der unter einer Sprechhemmung und Sprachbildungsstörung litt. Alle Worte nuschelte er undeutlich vor sich hin und konnte keinen Satz zusammenhängend sprechen. Er blieb bei seiner Kleinkindersprache, betonte je nach Wunsch bestimmte Vokale und erwartete, daß man ihn verstand.

Die Ursache für dieses atypische Verhalten konnte ich nicht herausfinden. Eltern und Geschwister - zwei Brüder - liebten ihn sehr. Wahrscheinlich verstärkte das Verwöhnen den Hang zur Bequemlichkeit - möglicherweise ein Grund für sein gestörtes Sprachverhalten.

Nach einigen Gesprächen mit den Eltern und dem Kind selbst hatte der Junge Vertrauen zu mir gefaßt.

Ich fragte ihn nach seinen Wünschen, nach seinem Spielzeug, nach allem, was in seiner Welt wichtig war und er fing an zu erzählen – stotternd, manchmal zu schnell oder zu langsam. Da ich ihn nicht immer gut verstand, ließ ich das Gesagte wiederholen, was er erstaunlicherweise mit Hingabe tat. Es lag ihm daran, daß ich ihn verstand. Seine Eltern wunderten sich darüber und übernahmen einen Teil der Vortherapie nach Hause – so die Atem- und Entspannungsübung. Spielerische Bewegungsübungen regten seine Phantasie an, und er kam von selbst über die Sprechhemmungen hinweg. So ließ die Lokomotive ihren Dampf ab, bremste bei bestimmten Vokalen, fuhr wieder an, wenn wir diese mit Konsonanten verbanden.

„Zäpfel Kern" aus meiner Wundertüte half auch mit – er sagte vieles vor, erzählte Geschichten, stellte Fragen, die Jörg „ruhig" beantwortete – sogar die Singübung konnte er.

Die Vokal-Sing-Übung:

– ba-be-bi, ba-be-bi-bo, ba-be-bi-bo-bu –

spielte dabei eine wichtige Rolle. Das machte Jörg viel Spaß, und er forderte zu Hause „seine Leute" auf, mitzumachen. Durch dieses Spiel wurde er zusehends freier, die Nervosität ging spürbar zurück.

Ich wandte vorübergehend die Hypnose an. Dann war er gelöst, entspannt, und in der tiefen Ruhe bekam er den Auftrag:

– Ich spreche gut – Ich spreche deutlich –

– Ich bin ruhig, gesund und froh! –

Dies führte zum Erfolg. Jörg wurde insgesamt zehnmal – einmal pro Woche – von mir behandelt und kam dann in eine passende Kindergruppe. Er erlernte im Verlauf eines Jahres die Übungen des AT von selbst und verlor seine Hemmungen. Er sprach klar und deutlich und wurde ein lebensfrohes Kind.

*Clemens*

1984 meldete sich in meiner Vortragsreihe „Autogenes Training" in Berlin ein 26jähriger Student. Er sprach – in diesem Fall vor einem Auditorium von mehr als hundert Leuten – völlig frei und berichtete, daß er in den Jahren 1973 und 1974 als 16jähriger – von Wuppertal kommend – in meiner Leverkusener Praxis das AT mit Sprachübungen erlernt habe.

Zwei Jahre vor dem Abitur hatte ihm keiner mehr eine Chance gegeben, dieses zu bestehen. So versuchte er selbständig, eine Hilfe zu finden, und erhoffte sie sich vom AT, das er Schritt für Schritt bei mir erlernte. Die Eltern waren völlig hoffnungslos.

Bei unseren regelmäßig einmal in der Woche stattfindenden Gesprächen stellte sich heraus, daß möglicherweise ein Schockerlebnis in der frühen Kindheit zu Sprechhemmungen und Sprachbildungsstörungen geführt hatte. Den wahren Grund konnte auch ich nicht ermitteln.

Die Eltern standen vor einem Rätsel, hatten aber viel Verständnis für ihren Sohn und ließen ihn in Ruhe – mehr noch, sie ließen ihn selbst entscheiden, was er in dieser Sache tun wollte.

Zwei Jahre intensiver Arbeit in Einzel- und Gruppentherapie – einmal wöchentlich – waren notwendig, um Clemens zu befreien. Es waren die beiden entscheidenden Jahre, und was keiner geglaubt hätte, er machte ein gutes Abitur und wurde Student der Agrarwissenschaften mit einer klaren Zielvorstellung.

Seine Sprachübungen hatte er mit den Sätzen programmiert:

– Ich spreche klar und deutlich –

– Ich spreche gut –

– Ich schaffe *es* –

Diese Sätze lernte und übte er täglich, bis er frei und gelöst sprechen konnte. Das gab ihm Vertrauen und Sicherheit. Diese Übungen, immer wiederholt, waren auch für seine Persönlichkeitsreifung entscheidend. Er schaffte es, über der Situation zu stehen, sich und sein Recht zu vertreten.

*Ulrike*

Gut zwei Jahre dauerte die Behandlung bei der damals 7jährigen Ulrike.

Sie hatte Sprech- und Sprachhemmungen, die besonders gravierend waren, da sie ein MCD-Kind (minimale zerebrale Dysfunktion) war.

Einen Vorteil hatte sie: Sie war immer fröhlich, immer positiv und war sich ihrer Sprech- und Sprachschwierigkeiten kaum bewußt.

Sie sagte alles, was sie dachte, und übte bereitwillig über die Vokalsingübungen das Sprechen.

Nach und nach wurde sie immer freier, wenn es bei ihr auch – verständlicherweise – in kleinen Schritten voranging.

Es war nicht nur die Sprechhemmung, auf die das AT Einfluß nahm, sondern die gesamte Persönlichkeit von Ulrike, die sich frei entwickelte.

Bei MCD-Kindern hat sich das AT gut bewährt, vor allem zur Behandlung der motorischen Unruhe und der Schlafstörungen.

Die Kinder, die meist sehr sensibel sind, reagieren besonders gut auf Märchen und Phantasiegeschichten.

Sie denken sich auch selbst Geschichten aus.

## Atem-/Vokal-/Singübung bei Sprechhemmungen und Sprachbildungsstörungen

Mit dem AT lernen viele Kinder, klar und deutlich zu sprechen. Hier werden Technik, Didaktik, Rhetorik sowie Ausdrucksformen in der Ausatmung vermittelt, speziell in der Singatmung angelegt. Das dient der Enfaltung und der Entspannung.

Deshalb führe ich mit allen Kindern die Atem-Vokal-Sing-Atmung und Bewegungsübungen durch und beginne mit dem ausschwingenden *a*.

Die Kinder gehen und schwingen beide Arme im Wechsel nach rechts und links, breit ausladend, dazu singen sie den Buchstaben *a*:

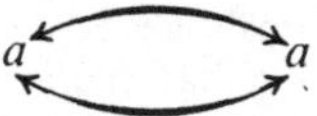

Sie gehen dann zum *e* über, das sich bewegungsmäßig als Schiene darstellt – das heißt *e-e-e-e-e*. Die Arme sind gebeugt, die Handflächen nach innen gerichtet, so bewegen sich die Unterarme wie Kolbenstangen einer Lokomotive, parallel im Wechsel nach vorn:

$$e =\!=\!=\!= e$$

Dann beginnen wir, mit beiden Händen das *i klanglich auszustreuen,* so als ob aus beiden Händen Samenkörner in den Acker fallen:

Nun folgt das von innen nach außen oder von außen nach innen schwingende *O*, einmal seitlich – rechts und links – und einmal vor dem Bauch ausgemalt, das staunende *O-O-O-O-O*

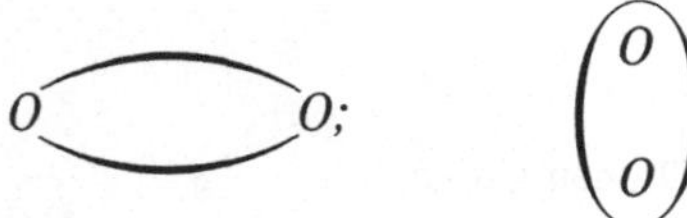

Die Vokal-Sing-Übung endet mit dem seufzenden *U*. Die Unterarme werden mit den Handflächen nach vorn gestoßen, begleitet vom befreienden *U*:

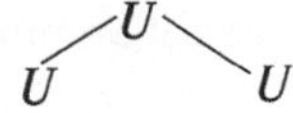

Damit können die Kinder die Buchstaben singend und rhythmisch schwingend darstellen, was als Vor- oder Randübung zum AT Lösung und Entspannung bedeutet. Das
wird besonders deutlich beim *O*.

Der Körper sinkt nach vorn, der Kopf ist nach unten geneigt und richtet sich dann mit
dem Körper wieder auf, um nun erneut in die Ausatmung zu schwingen.

Hier erfolgt fast von selbst eine Korrektur der Haltung, das Kind atmet freier, die
Vokale (Ausatmung) verlängern sich. Sie klingen nach und werden so lange wie möglich
gehalten:

*a* ------------*a*
*e* ------------*e*
*i* ------------ *i*
*o* ------------ *o*
*u* ------------ *u*

Wenn die Kinder das Vokalsingen begriffen haben, sich über Bewegung und Rhythmus freuen, können sie die Zauberfahrzeuge herbeirufen, die über die Verbindung der
Vokale mit den Konsonanten entstehen.

Der Chor ruft herbei:

- b a ba, b e be, *Babe* –                          die Rakete
- b a ba, b e be, b i bi, *Babebi* –                das Zauberschiff
- b a ba, b e be, b i bi, b o bo, *Babebibo* –      das Zauberauto
- b a ba, b e be, b i bi, b o bo, b u bu, *Babebibobu* – das Zauberflugzeug

Vor dem Start singen alle die Silbe *om* – an- und abschwellend, zunächst leise schwingend. Die silbe *om* – der letzte Buchstabe im griechischen Alphabet – spielt eine besondere Rolle:
– *om–om–om–om–*
und die Reise geht los.

Mit den Fahrzeugen, die den Himmel erreichen, unter Wasser tauchen, in den Zau-
berwald und auf eine Wiese fahren, betreten die Kinder das Land ihrer Phantasie, und
mit Hilfe der Verbalsuggestion führt man sie fast von selbst in die Übungen des AT.
– Vollkommen ruhig –
– *om, om, omm, ommm, ommmm . . .* –
leise schwingend, crescendoartig wird die Tönung hervorgerufen, sie leitet die Übungen
ein.

Das zart gesungene *om* macht müde, löst, entspannt.

Ob das Summen, das *om*, das im Weltall schwebende Zauberflugzeug begleitet oder
die Übungen des AT untermalt, immer ist es dynamisch und strahlt Ruhe aus, die das
Kind – auch den Erwachsenen ab- und umschalten läßt in die körperliche und geistige
Entspannung.

Diese Vokal-Sing-Übung bewährt sich ausgleichend bei sprachlich gehemmten und
labilen Kindern. Sie werden über die frohe Aktivität und über die Ruhe in die Entspan-

nung geführt – wichtig, um die Konzentration anzulegen, die für gutes Sprechen notwendig ist.

Bei dieser Erfahrung wächst das Selbstvertrauen, und bis dahin gehemmte Kinder sprechen plötzlich frei:

– Ich habe Mut, ich spreche gut –

In der Phantasiegeschichte werden sie mit Traum- und Fabelwesen konfrontiert, und sie sprechen auch gleich, völlig natürlich. Dabei ist es unwichtig, ob es der Besuch auf einer Märcheninsel ist – das Sprechen in der Phantasie – oder ob es sich um die Wiedergabe eines selbst erlebten Ereignisses handelt.

# Kassettenhilfe

Für das Einzeltraining der Kinder ist das Abspielen einer Kassette sinnvoll und hilfreich;
dazu zwei Beispiele:

## Sabine – Protokoll einer Einzelbehandlung

„Liebe Sabine, lege dich bitte hin, auf den Rücken – entweder auf das Bett oder auf den Fußboden.
Beide Arme liegen leicht angewinkelt neben Deinem Körper, die Handflächen auf den Boden. Die
Beine sind locker gestreckt, die Füße klappen auseinander. Du bist
– vollkommen ruhig, gelöst, entspannt –
Atme einmal tief durch mit einem Seufzer – das tut gut.
   Du hast den Wunsch, dich in der Schule bei deinen Arbeiten und Aufgaben nicht mehr aufzuregen, sondern ruhig zu bleiben. Schreibe in Gedanken die Worte auf:
– Vollkommen ruhig! –
– Vollkommen ruhig, konzentriert! –
Laß dich in die Ruhe hineinfallen.
   Stell dir vor, es ist ein warmer Sommertag, du liegst auf einer Wiese und siehst in den blauen
Himmel. Um dich herum summen Bienen. Auch hörst du das Murmeln eines Baches.
– Vollkommen ruhig, gelöst, entspannt –
   Ruhig, konzentriert, so schaffst du alles –
   Du kannst gut lernen, behalten und auch wiedergeben, was du gelernt hast.
   Dabei helfen auch besondere Vorsätze, ganz gleich, wo du aufholen mußt.
– Ruhig, konzentriert lerne ich gern –
– Ruhig, konzentriert lerne ich gern und arbeite gut –
   Dabei atmest du ruhig hin und her
   du bist müde – müde – gelöst – entspannt –
und noch einmal
– vollkommen ruhig, gelöst, entspannt –
   Und ganz von selbst kommt wieder ein Seufzer – das entspannt.
   Du weißt, wer ruhig ist, kann viel besser arbeiten als jemand, der sich immer aufregt. Wer ruhig
ist und ruhig bleibt, kann seine Aufgaben lösen. Dir fällt zur richtigen Zeit das Richtige ein.
   Nun Beispiele, die du in dein Programm aufnehmen kannst:
– Vollkommen ruhig, gelöst, entspannt lerne ich gern und arbeite gut –
– Rechter Arm, linker Arm schwer –
– Rechtes Bein, linkes Bein schwer –
– Arme, Beine schwer – Arme, Beine warm –
– Ruhig, gelöst, entspannt, schwer, warm –
– Atmung ganz ruhig – *Es* atmet mich! –
– Vollkommen ruhig, konzentriert lerne ich gern und arbeite gut –
– Atmung ruhig, aus und ein –
– Mutig, sicher, frei und froh schaffe ich *es*! –
– Vollkommen ruhig, konzentriert lerne ich gern und arbeite gut –
– Ich schaffe meine Aufgaben –
– Ich schaffe *es*! – Ich erreiche mein Ziel! –
   Und was ist dein Ziel? Dich zu konzentrieren, zu begreifen, schnell zu arbeiten – dann macht
auch die Schule Spaß.
   Du hast dich programmiert:

- Ich gehe gern in die Schule -
- Ich freue mich auf die Schule -
- Ich bin froh und zufrieden -
- Mutig, sicher, frei und froh! -
- Ruhig, konzentriert lerne ich gern und arbeite gut -
    Du brauchst immer wieder Ruhe und Erholung, um frisch zu sein, gut zu lernen, gut zu ar-
beiten. Immer, wenn etwas von dir gefordert wird, sage innerlich:
- Ruhig schaffe ich *es*! -
- Ich lerne gern und arbeite gut -
- Ich schaffe *es*! -
- Ich schaffe meine Aufgaben -
- Ich freue mich auf meine Aufgaben -
- Vollkommen ruhig, gelöst, entspannt -
- Konzentriert lerne ich gern und arbeite gut -
- Atmung ganz ruhig -
- Ich konzentriere mich -
- Ich lerne gern, ich arbeite gut -
- Atmung ganz ruhig - *Es* atmet mich -
- Ich schaffe meine Aufgaben -
- Ich erreiche mein Ziel -
    Und nun bitte die Entspannung zurücknehmen:
    Die Hände zu Fäusten ballen -
    Die Arme zur Schulter hin ein paarmal anwinkeln -
    Durchatmen! -
    Augen auf! - wieder da sein, frisch und froh! -"

Dies ist ein Beispiel für eine mögliche hilfreiche Unterstützung durch eine mit dem Kind
erarbeitete Kassette, welche die häusliche Übung prägt und festigt. Das Lernprogramm
ist fest angelegt und geht nicht mehr verloren. Es ist zweckmäßig, nur ein oder zwei Vorsatzhilfen einzugeben, die das Kind gern nachvollzieht.

## Claudia - Protokoll einer Einzelbehandlung

„Liebe Claudia, du sitzt ruhig, gelöst, entspannt auf deinem Stuhl.
    Du weißt, warum du zum autogenen Training kommst! Du möchtest lernen, dich besser zu kon-
zentrieren.
    Was heißt konzentrieren?
    Man stellt sich auf eine Sache ein, denkt nur an diese Aufgabe, die man lösen muß und schafft es
auch. Lernen, behalten und wiedergeben, das gehört zur Konzentration.
    Mache jetzt deine Augen zu. Du bist müde, gelöst, entspannt. Du schaltest ab und um auf die
Ruhe. Wer ruhig ist, kann sich konzentrieren, der kann gut lernen und arbeiten.
- Vollkommen ruhig, ruhig gelöst, entspannt -
- Dein rechter Arm ist schwer -
- Dein linker Arm ist schwer -
- Die Beine, die Füße sind schwer -
- Beine, Füße schwer -
- Dein rechter Arm ist warm -
- Dein linker Arm ist warm -
- Die Beine sind warm, auch die Füße -
- In den Händen fängt es an zu kribbeln, zu prickeln, in den Füßen auch -
- Schwer, warm - gelöst, entspannt -
- Ruhig, schwer, warm - gelöst, entspannt -
    Stell dir vor, du liegst auf einer Wiese. Die Grashalme wiegen sich im Wind, sie neigen sich.
Am Himmel ziehen Wolken schnell dahin.
- Vollkommen ruhig, gelöst, entspannt, schwer, warm -
- Atmung ganz ruhig, *Es* atmet Dich! -

Stell dir vor, du pflückst einen Blumenstrauß für deine Mutter. In der Nähe fließt ein Bach. Du hörst, wie das Wasser über die Steine springt. Das Bächlein murmelt seine Melodien.

Dieses Rauschen des Bächleins ist Musik. Du ziehst Schuhe und Strümpfe aus – du gehst durch den Bach, das tut den Füßen gut. Du schaust zum Himmel. Wolken ziehen schnell vorbei, und – du wünschst dir, auf der Wolke zu segeln. Da senkt sich die Wolke, und sie trägt dich. Mit der Wolke segelst du durch die Luft über die Wiese, über die Felder, über den Wald. Die Vögel zwitschern es laut: Da fliegt Claudia auf der Wolke!

Es ist so schön, die Erde von oben zu sehen. Der Wind spricht auch mit dir: ‚Ich treibe euch voran, ich bin der Motor, nur so kannst du mit der Wolke segeln. Hui – ich bin der Wind.‘ Huuiii, und er pustet so stark, daß die Wolke viel schneller segelt.

Dann aber kommst du in ein stilles Tal. Langsam senkt sich die Wolke ab, und – du bist auf einer Zauberwiese. Dort wachsen all die schönen Blumen, die – du kennst. Die Glockenblume, die Margerite, der Löwenzahn und schon von weitem leuchtet die Butterblume, die sonnengolden glänzt. Und ganz versteckt im Gras findest du Gänseblümchen. Und überall wachsen wunderbare Gräser und Kräuter, du freust dich über die Wiese. Von der Wolke erfährst du, daß du auf einer Zauberwiese bist. Dort blühen immer Blumen – das ganze Jahr über, auch im Winter. Und zu Weihnachten wachsen dort die herrlichsten Christsterne.“

Claudia legt sich hin, atmet den Duft der Blumen ein, taucht in die tiefe Ruhe, sie schläft.

– Gelöst, entspannt, schwer, warm –

– Ruhig, vollkommen ruhig –

– Atmung ganz ruhig –

„Die Wolke holt dich ab und bringt dich nach Hause. Und als du zu Hause aufwachst, siehst du noch die Zauberwiese mit den schönen Blumen vor dir.

Jetzt reckst und streckst du dich! Dann bist du wach, frisch und fröhlich!“

Die Traumreise ist zu Ende.

Die Geschichte wird bei den nächsten Sitzungen in anderer Form wiederholt. Einmal besuchen wir den Mond, ein anderes Mal die Sterne. Wir fliegen mit dem Babebibobu – dem Zauberflugzeug – überall dort hin, wo wir uns hinwünschen.

– Müde, schwer, gelöst, entspannt –

sind wir im Flugzeug und im Himmelsraum. Sind wir wieder zu Hause gelandet, so sind wir frisch und fröhlich und spüren die Kraft, die uns die Reise gebracht hat.

Mit dem Zauberauto, dem Babebibo, besuchen wir das kleine Bauerndorf, ein Dorf, in dem alle Menschen gut sind. Dort wohnt der gute Gedanke, der macht die Menschen gut. Alle Wünsche gehen in Erfüllung. Es sind Wünsche, die anderen Menschen helfen, gesund und froh zu sein.

Der Wind kommt abends in das Traumdorf und singt seine Lieder von all dem, was er in der Welt gesehen und erlebt hat. Claudia ist ruhig, mutig, konzentriert, froh. Sie weiß, was es bedeutet, wenn sie innerlich sagt:

– Ich lerne gern, ich arbeite gut –

das geht in Erfüllung.

„Ein anderes Mal befindest du dich in einem Luftballon, mit dem du Höhen und Tiefen erreichst. Vollkommen ruhig, gelöst, entspannt schwebst du.

– Müde, schwer, warm, gelöst, entspannt –

Dein Atem geht ruhig

– Atmung ruhig –

Du spürst den Atemberg und das Atemtal.

– *Es* atmet dich –

Dabei liegst du wieder auf einer Wiese. Diesmal fliegen bunte, weiße und gelbe Schmetterlinge an dir vorbei. Der bunte schöne Schmetterling zittert. Aber das Zittern ist nur Freude, es ist Lebensglück. Plötzlich fängt er an zu summen, und du kannst ihn verstehen. ‚*Omm-omm,* guten

Tag, Claudia, *omm*! Ich bin der Zauberschmetterling und soll dich von allen Schmetterlingen grüßen'."

Und ehe Claudia nachdenken kann, ist sie selbst ein Schmetterling und kann fliegen. Das ist ein wunderbares Gefühl. Die Schmetterlinge verneigen sich vor ihr, sie tanzen den Schmetterlingsreigen. Der Schmetterlingsflug ist ein Schmetterlingstraum. Der Schmetterling fliegt höher und höher – dann ist die Reise plötzlich zu Ende. Claudia liegt in ihrem Bett und denkt noch lange nach über den Schmetterlingstanz.

# Lernanleitung zum autogenen Training

Seit 1976 gebe ich den Eltern der Kinder, die das AT regelmäßig besuchen und erlernt haben, eine Lernanleitung in die Hand. Damit bekommen sie eine Beziehung zu den Übungen – dem Grundlagentraining –, die für die Kinder eine Hilfe werden sollen.

Die mögliche Form des Ansprechens ist aus der praktischen Arbeit abgeleitet, sie unterstreicht das Lernprogramm, das zunächst für die Eltern eine Information ist und, wenn nötig, lediglich eine Anleitung zum Üben sein kann.

Es ist jedoch keineswegs erwünscht, daß die Eltern „Übungsleiter" sind; trotzdem erhalten sie auf Wunsch diese Lernanleitung, die vor zehn Jahren erstellt wurde und die ich hier in ihrer ursprünglichen Form vorstelle.

Sie enthält das Grundlagenprogramm und gibt Denkanstöße für die Vorsatzbildung. Dadurch wird das AT nicht vergessen.

## Lernanleitung zum autogenen Training für Kinder – Einführung für Eltern

Liebe Eltern,
Ihre Tochter oder Ihr Sohn gehören zu der Vielzahl der Kinder, die sich nicht konzentrieren können, die schnell alles wieder vergessen, ihre Arbeiten in der Schule „verhauen". Sie und Ihre Kinder haben dann Kummer.

Was versteht man unter Konzentrationsfähigkeit?

Man nimmt etwas auf, versteht es, soll es behalten, verarbeiten und danach wiedergeben können. Sie möchten, daß Ihr Kind sich konzentrieren kann und damit leistungsfähig, ja mehr noch, gesund und froh ist.

Daher, in Ergänzung zum autogenen Training, das ich Ihren Kindern als Methode der konzentrativen Selbstentspannung direkt oder über den Weg der Märchen vermittelt habe, gebe ich Ihnen eine Arbeitsanleitung. Bitte haben Sie Geduld, es dauert seine Zeit, bis Ihr Kind die Übungen erlernt hat. Dann aber haben die Kinder eine Hilfe zur Erfüllung ihrer Aufgaben.

Herzliche Grüße
*Ihre Gisela Eberlein*

## Lernprogramm

### Liegehaltung

Peter, leg dich hin – aufs Bett oder auf den Boden – beide Arme seitlich gebeugt neben den Körper, die Hände auf den Boden auflegen. Du machst die Augen zu, atmest ruhig hin und her, aus und ein.

## Gelöste Sitzhaltung

Du kannst dich natürlich auch hinsetzen, auf einen Stuhl oder in einen Sessel. Du stellst die Füße fest auf den Boden. Die Unterarme liegen über deinen Oberschenkeln, die Hände hängen herunter und berühren sich nicht, und jetzt machst du die Augen zu. So kannst du schneller abschalten – umschalten auf die Ruhe –, die Übungen durchführen und dich erholen.

## Zurücknehmen

Wie du es auch machst, immer mußt du die Entspannung zurücknehmen, damit du wieder ganz wach bist. Das heißt, du mußt nach der Übung die Arme kräftig anwinkeln, dich dehnen, recken und strecken, durchatmen und die Augen aufmachen – nur dann nicht, wenn du schlafen möchtest.

Jetzt hast du die äußere Form zur Durchführung des AT gefunden, das in der Unterstufe sieben Übungen hat: die Ruhe-, Schwere-, Wärme-, Herz-, Atem-, Bauch- und Kopfübung.

## Einführung: Ruheeinstellung

Und jetzt stell dir vor (du liegst flach auf dem Boden) du schreibst in Gedanken einen Satz auf eine Tafel oder auf ein Blatt Papier:
- Ich bin vollkommen ruhig -
- Vollkommen ruhig -
Die Ruhe breitet sich aus, du bist ganz müde. Das Allererste, was man im AT lernt, ist abzuschalten, umzuschalten auf die Ruhe.
- Vollkommen ruhig -
- Gelöst, entspannt -
- Vollkommen ruhig -
Du kannst auch anders zur Ruhe kommen:
Martina, stell dir etwas Schönes vor, vielleicht ein Bild aus den Ferien. Vielleicht hast du auch einen Wunsch, der verwirklicht werden könnte.
Oder aber wir gehen in das Reich der Phantasie, auf eine Traumreise, erleben ein Märchen oder eine phantastische Geschichte. Ich erfahre, du wünschst dir ein eigenes Pferd, du möchtest reiten. Das ist ein Wunsch, den viele Kinder haben, der oft nur im Traum in Erfüllung geht.
In Gedanken sitzt du auf deinem Pferd und reitest. Das Pferd ist ein Zauberpferd, hat sogar Flügel, bunte Flügel. Es fliegt mit dir durch die Luft, überall dahin, wo du dich hinwünschst. Du landest auf einer Wiese. Auf der Wiese blühen wunderschöne Blumen. Du hörst das Plätschern eines Bächleins. Du gehst über die Wiese, pflückst einen Blumenstrauß für deine Mutter. Du bist müde, du legst dich hin, du bist ganz schwer, gelöst, entspannt.

## 1. Schwereübung

Dabei bist du ganz schwer. Du liegst auf dem Rücken. Du schaust in den Himmel und siehst die Wolken, die vorbeiziehen. Du hebst dann den Arm, und er fällt schwer wieder herunter, der rechte und auch der linke. Den Arm empfindest du so schwer wie er ist. Du bist müde, du schläfst ein.

Wolfgang, lege dich ruhig hin auf den Rücken, lege die Arme seitlich neben dich, die Handflächen berühren den Boden. Du spürst die Müdigkeit, damit die Entspannung:
- Du bist ganz schwer -
- Ganz schwer -
- Schwer -
Es ist so, als würdest du auf dem Boden festgehalten, als wollte die Erde dich ganz fest an sich ziehen. Du fühlst dich schwer, gleichzeitig gelöst, entspannt.

Eine wohlige Müdigkeit hat sich in Armen und Beinen ausgebreitet:
- Ruhig, schwer, gelöst, entspannt -
fühlst du dich. Je besser du entspannt bist, desto mehr treten die kleinen Sorgen zurück.
- Die „Fünf" in Englisch ist gleichgültig, und du denkst: „Ich schreibe die nächste Arbeit ordentlich, ich hole Versäumtes nach, ich bereite mich gut vor."
- Ich schaffe meine Aufgaben, ich arbeite gut -


## 2. Wärmeübung

Du spürst ein Kribbeln in Fingern, Händen und Füßen. Das Blut strömt in alle Zellen des Körpers, du spürst Wärme in Händen, Armen, Füßen und Beinen.
- Ich bin ganz warm -
Du fühlst dich jetzt warm.
- Warm, gelöst, entspannt -
Diese Übung hat auf jeden Menschen, der „in sich hineinhorcht" ihre Wirkung.
- Ruhig, gelöst, entspannt, schwer, warm -
so wendest du dich deinen Aufgaben zu.

Dies ist eine wesentliche, konzentrative Einstellung. Schon damit ist man ruhig, die Leistungen in der Schule verbessern sich. Manchen erscheint das schwierig. Gelöst, entspannt und konzentrativ schafft man aber seine Aufgaben.
- Ich kann das, ich schaffe *es*! -
- Ich lerne gern, ich arbeite gut -
Das sind zwei kurze Sätze, die du jeden Tag einfach in das autogene Training einbauen kannst. Auch kannst du diese Sätze vorher und hinterher laut sagen, im autogenen Training konzentrativ denken. Damit programmierst du dich selbst.

Wer sich leicht aufregt, vor allem vor der Schule nervös und unruhig ist, wem das „Herz zum Halse herausschlägt", der kann auch sein Herz beruhigen. Er lernt es, das Herz anzusprechen.


## 3. Herzübung

- Mein Herz arbeitet ruhig, ruhig und gleichmäßig -
- Mein Herz arbeitet ruhig, gleichmäßig, kräftig und regelmäßig -
- Herz ruhig, gleichmäßig -
Dabei spürst du, daß dein Herz gut arbeitet, daß es eine gute Pumpe ist. Wenn du dein Herz beruhigt hast, es nicht mehr so schnell klopft, wenn du dich nicht aufregst, hast du mehr Mut und Selbstvertrauen.

## 4. Atemübung

Nun atme einmal ruhig hin und her, aus und ein. Das solltest du immer vor der Klassenarbeit oder vor etwas Besonderem, was du tun möchtest, machen, einfach ruhig hin- und heratmen, aus und ein, am besten mit einem Seufzer bei der Ausatmung. Du seufzst die Atmung aus, viel länger als gewöhnlich. Und wenn du die Vokale a – e – i – o – u singst, verlängere den Seufzer, das hörst du selbst. Auch kann man einen Haucher, ein „h" mit dazunehmen: ha – he – hi – ho – hu, und die Silben in verschiedenen Tonhöhen singen. Du fühlst dich leichter, du atmest ein und aus, aus und ein:
– Atmung vollkommen ruhig –
     Jetzt legst du einmal die Hände auf den Leib, auf den Bauch und spürst, wie der Bauch bei der Einatmung dick, bei der Ausatmung dünn wird. Du empfindest den Atemberg und das Atemtal. Du wirst geatmet.
*Es* atmet mich –
     Sabine, du bist jetzt ruhig, gelöst, entspannt.
– Atmung ganz ruhig –


## 5. Bauchübung – Sonnengeflechtsübung

Dirk, du hast immer Bauchweh, wenn du dich aufregst, zu Hause und in der Schule, besonders dann, wenn du eine Arbeit schreiben mußt. Die Bauchschmerzen hast du in der Mitte des Leibes, so um den Nabel herum, manchmal krampfartig. Diese Krämpfe verschwinden mit dem autogenen Training.
– Du bist ruhig, gelöst, entspannt, schwer, warm, schwer, warm –
– Dein Sonnengeflecht ist strömend warm –
– Dein Bauch ist warm –
     Alle Organe, die im Bauch liegen, sind gelöst, entspannt und warm, z.B. Magen, Darm und Leber.
     Peter, du mußt sogar manchmal brechen? Wenn du in die Schule mußt? Wenn du Aufgaben lösen sollst? Also immer dann, wenn du dich konzentrieren sollst! Dann lege einmal deine Hände auf den Bauch. Du kannst über das Sonnengeflecht – ein besonderes Nervengeflecht – deinen Bauch – besonders deinen Magen – beruhigen, entspannen. Du sagst innerlich:
– Mein Bauch ist ruhig, entspannt, warm –
– Mein Sonnengeflecht ist strömend warm –
     Es ist so, als ob die Sonne auf den Bauch scheint. Du spürst richtig, wie der Bauch warm ist. Du bist müde, müde, schwer, gelöst, entspannt. Darauf konzentrierst du dich:
– Ich bin müde, gelöst, entspannt –
– Sonnengeflecht strömend warm –
     Die Augen sind geschlossen. Du bist wirklich ganz ruhig, gelöst, entspannt und müde. Du schläfst einen Augenblick.
     Jetzt ist es Zeit zum *Zurücknehmen,* zum Aufwachen. Du räkelst und streckst dich, als ob du gerade aus dem Schlaf erwachst. Tüchtig räkeln, strecken, Beine bewegen und Augen aufmachen. Du fühlst dich anders, erfrischt.
     Und wer das autogene Training gelernt hat, kann sich in der nächsten Übung sogar auf seinen Kopf konzentrieren:

## 6. Kopfübung

Der Kopf sollte immer kühl bleiben. Wer ein rotes, heißes Gesicht hat, kann meist nicht so gut denken, wie der, der über der Situation steht, der kühl und überlegen bleibt.
- Meine Stirn ist ein wenig kühl -
- Stirn ein wenig kühl -
Du stellst dir vor, ein kühler Wind weht an deiner Stirn vorbei.
- Stirn ein wenig kühl -
Du bleibst ruhig und gelassen, kühl und überlegen, zu Hause, in der Schule. Du kannst dich konzentrieren.

Haben die Kinder nun das AT und auch die einzelnen Übungen begriffen, d.h. sind sie nun in der Lage, selbständig zu üben, so ist es sinnvoll, die richtige Vorsatzhilfe mit ihnen zu erarbeiten.

Da ist Wolfgang, der schlecht spricht, er stottert. Bei näherem Hinhören habe ich die Sprechhemmung als solche erkannt. Die Sprachbildung ist in Ordnung. Es gilt nun, Wolfgang Mut und Selbstvertrauen zu geben. Seine Vorsätze
- Ich bin mutig -
- Ich spreche klar und deutlich -
- Ich bin froh und frei! -
helfen ihm, sich immer wieder über seine Hemmung zu stellen. Der Hauptteil besteht aus Angst.

Und die Angst ist bei allen Kinder eine der Hauptursachen für Versagen. Daher setze ich dem Begriff der Angst den Mut entgegen:
- Ich bin mutig und frei -
- Ich löse meine Aufgaben -
- Ich sage, was ich denke -
Das alles kann natürlich nur helfen, wenn auch die Arbeitsbereitschaft da ist. Viele Kinder, die unlustig zur Schule gehen, sich nicht konzentrieren, oft aber auch sehr faul sind, können sich helfen mit der konzentrativen Einstellung:
- Ich lerne gut -
- Ich arbeite gut -
oder
- Ich gehe gern zur Schule -
- Ich arbeite ordentlich und gut -
Und wer von den Kindern versteht, was eine positive Einstellung bedeutet, fügt hinzu:
- Ich stelle mich positiv ein -
Alle Vorsätze müssen erklärt und verstanden werden.

Leichter ist es, Organstörungen abzustellen, weil hier Ursache und Wirkung unmittelbar ineinandergreifen und abzulesen sind. Das Herzklopfen bei Aufregung hört auf:
- Mein Herz arbeitet ruhig und gleichmäßig -
- Der Bauch ist strömend warm -
- Der Magen ist in Ordnung -
- Ich bin gesund -
Diese Vorsätze helfen Kindern, die mit Organen, z.B. dem Magen, auf unbewältigte Schwierigkeiten reagieren.

Auch Kopfschmerzen verschwinden in der Ruhe, bei den Übungen. Und immer haben die Übungen ein Ziel – die Angst zu überwinden, innerlich frei und froh zu sein. Dazu verhilft oft die Vorstellung von etwas Schönem, von etwas, worauf man sich freut.

Dann gelingt es, konzentrativ in der Ruhe seine Kraft zu finden und sie zu nützen.

Bei Schlafstörungen ist die Betonung der Ruhe vorrangig, wesentlich sind die konzentrativen Einstellungen:

– Ich bin und bleibe ruhig –

– Ich schlafe gut –

Wer ruhig und mutig ist, regt sich nicht mehr auf, dem fällt immer alles zur rechten Zeit ein. Das ist z.B. ein Erfolg des AT. Jeder Tag ist ein guter Tag!

# Beispiel für ein spontan erfundenes Märchen

## „Der singende Seehund"

Eines Tages fand ich auf der Nordseeinsel Sylt einen Stein, den „singenden Seehund". Der Stein hatte ein Gesicht, das Gesicht eines bequem liegenden Seehunds, der die Schnauze zu lieblichen Tönen geöffnet hatte. Zwei große Augen, ein kleiner Schnurrbart, dunkel gezeichnet, stellten den Seehund vor, den singenden Seehund. Die Geschichte dazu lag auf der Hand:

Es war einmal ein kleiner Seehund, Robby mit Namen, der unternahm zum erstenmal mit seiner Mutter ein großes Ausflugsschwimmen. „Robby", sagte die Mutter, „paß auf, daß du mir folgst, die Welt ist gefährlich, du mußt lernen, wie sie aussieht. Meeresungeheuer können dich verschlingen, Harpunen von Menschen können dich treffen, auch mußt du dir deine Nahrung selbst besorgen, die Fische schwimmen dir nicht ins Maul, und nun komm mit." Sprach's und schwamm davon – Robby hinterher. Robbys Herz schlug ganz aufgeregt vor Glück und Erwartung. Das war sie also – die Meereswelt! Er sah die vielen bunten Krebse, die Korallen, den dicken Hummer, viele lange und farbig schimmernde Fische, er sah die grüne Algenwiese, den Seetang, entdeckte den Muschelberg, die Traumsteine am Meeresgrund und all das, was ihm die dicke Flunder berichtet hatte, die Kinderfrau der kleinen Fische. Robby kam ins Träumen; im grüngelben Licht der Sommersonne, die ins Meer schien, machte er einen Augenblick die Augen zu. Aber o weh, als er die Augen wieder aufmachte, war seine Mutter verschwunden. So laut er auch bellte und schließlich heulte, er konnte sie nicht entdecken. Da schwamm er mit langen Zügen seiner Insel zu – er meinte, daß die Richtung stimmte –, aber es kam anders. Robby schwamm und schwamm, bis er nach langer Zeit – waren es Stunden oder Tage, er wußte es nicht – ganz erschöpft auf einer Palmeninsel landete, einer Trauminsel im Meer, auf der er sofort einschlief, so müde war er. Als er endlich aufwachte und sich so alleine fand, einsam und hungrig, fing er an zu weinen, aber schon nach wenigen Tönen hielt er mit seinem Seehundheulen inne. Während ihm noch die dicken Tränen über das Gesicht liefen, spürte er eine Veränderung – seine Heultöne waren schön, sie klangen lieblich, es war ein Singen. Das wurde ihm klar, und sofort sang er in allen Tönen, zärtlich, sehnsuchtsvoll – so eindringlich, daß von allen Seiten die Tiere des Meeres und mit ihnen die Meertöchter auftauchten. Die Meermädchen hatten Algenkränze in ihren Haaren, verziert mit bunten Muscheln, der dicke Hummer spielte sofort die Baßgeige, die Krebse machten Scherenmusik und die Fische tanzten dazu einen Reigen, obwohl man immer behauptet, sie könnten nichts hören. Das war eben auf dieser Trauminsel alles anders. Robby sang und sang, bis das ganze Meer rings um die Insel herum in Aufruhr war. Alle sangen und spielten mit – es war ein Singfest geworden.

Die Meermädchen brachten dem singenden Seehund wunderbares Futter. Robby sang, bis er ganz müde war. Er fiel dann für viele Stunden in Schlaf. Noch schlafend spürte er, daß etwas an ihm und in ihm geschah. Erinnerungen stiegen auf, von einer Seehundbank, seiner Mutter, seinen Geschwistern. Als er aufwachte, konnte er denken. Er vergaß das Singen und dachte – immer wieder fiel er in einen Denkschlaf, und schließlich sang er sehnsuchtsvoll seine Gedanken an die frühere Zeit. Wieder hörten die Tiere des Meeres zu. Die Meertöchter streichelten ihn, da wurde das Denken noch intensiver.

Der denkende Seehund hatte Wünsche, die er nicht in Worte fassen konnte, so sehr er sich auch bemühte. Poseidon, der Meeresgott, wußte Rat. Als die Meertöchter ihm – dem Meeresgott – die Robbygeschichte erzählten, sagte er: „Robby fehlt eine Seehundfrau. Er ist jetzt alt genug und kann nicht mehr allein sein, er braucht eine Frau." Er schickte die Meermädchen mit einem Zaubernetz aus, Robbine zu suchen. Alle Meeresbewohner halfen dabei, sie waren still – und als der Mond über das Wasser glänzte, fanden die Meermädchen die schlafende Robbine auf der Schlafinsel im Meer. Sie wurde geweckt, ins Netz gelockt, und Robbine, die herausschwimmen wollte, schwamm und schwamm immer weiter in dem Netz, das sich schnell vor ihr her bewegte, bis sie endlich die Insel mit dem singenden, denkenden Seehund Robby erreichte. Da zogen die Meertöchter das Netz ein – Robbine bestaunte Robby, und er, der Seehund, bestaunte Robbine, und dann fielen sie sich in ihre Seehundflossen und tanzten einen glücklichen Reigen, in den das Meeresorchester harmonisch einfiel.

Noch am selben Tag wurde die Hochzeit gefeiert. – Es war ein Fest, ein Wiegen und Wogen, Robby und Robbine wurden von den Wellen geschaukelt, gewirbelt – mal in die Höhe geschleudert, im nächsten Moment waren sie im Wellental – und dabei waren sie sehr glücklich. Das ganze Hummerorchester war angetreten, die Meeressinfonie wurde von Muscheltönen eingeleitet – auf und ab, fern und nah klangen musikalische Ausrufungszeichen, von Robby und Robbine durch Einzelarien unterbrochen

a a . . . a a a . . . e . . . e e e . . . i i . . . o o . . . o o o o . . . und u u . . . u u u u . . . ,

die Meertöchter sangen den Schlußchor. Als Festschmaus gab es Meerwein, Algensalat und Hummermayonaise mit Krabbenfilet – alles sehr delikat.

Als der Vollmond am Himmel stand und das Meer in tausend Farben sprühte und weit leuchtete, waren Robby und Robbine Mann und Frau – sie legten sich zur Ruhe nieder und mit ihnen alle, die gefeiert hatten. Die Meermädchen schwebten schlafend in der See, die Hummer hatten sich in den Sand gebuddelt, die Fische lagen ruhig im Wasser, das Meer war glatt und spiegelnd, nur der Wind säuselte noch seine Geschichte über das, was er gehört und gesehen hatte. Dabei berichtete er von den Seehundbänken vor Sylt und vom Norden der Meere, von den vielen Seehunden, die dort ihre Heimat hatten. Im Schlaf des singenden, denkenden und liebenden Seehunds Robby und seiner Frau Robbine stiegen Bilder auf – die beiden träumten von fernen heimatlichen Zonen. Daher konzentrierten sie sich in den nächsten Tagen sehr auf das Denken – ohne zu wissen, was dabei herauskam. Immer wieder lagen sie still und versonnen am Strand und schauten in den Himmel, auf das grüngolden schimmernde Wasser und warteten auf etwas. Sie konnten nicht einmal sagen, auf was. Von Zeit zu Zeit schlossen sie die Augen, hörten auf das Brausen des Meeres, waren still und ruhig – und dachten. Vollkommen ruhig, gelöst, entspannt versanken die beiden in die Stille des Denkens. Robbine hatte inzwischen alles gelernt, was Robby vorher schon konnte – singen und denken –, und da sie von der Schlafinsel kam, konnte sie sogar im Schlaf denken. Und dabei kam alles heraus. Robbine erkannte die Sehnsucht nach der Heimat, nach den Artgenossen, und versuchte, das Land ihrer Väter im Traum zu sehen. Sie sah und erkannte Brüder und Schwestern und den alten König der Seehunde. Dieser schaute mit einem Seehundfernrohr und einem bestimmten Seehundblick in die Ferne und wartete auf einen Nachfolger.

Robby hörte im Traum das Rufen – „Kommt, kommt bald, ich bin schon alt!" –, selbst aus dem Meer kam dieser Ruf als Echo zurück.

Poseidon beschloß wieder einmal, der Sippe der Seehunde zu helfen. Wer konnte ein Volk besser regieren als ein singender, denkender, sprechender, liebender Seehund. Poseidon versprach, Robby und Robbine auf der weiten Reise beizustehen. Sie erkannten ihren Auftrag und beschlossen, die Insel des Friedens, des Singens und des Denkens zu verlassen, um das Land der Väter aufzusuchen. „Meine Meermädchen geben euch das Geleit", sagte Poseidon, „das Meer flutet euch in die Richtung der Heimat, das Meeresorchester spielt zum Abschied, und wenn ihr mit Mut durch die dunklen Gründe schwimmt, in die noch kein Sonnenstrahl gedrungen ist, habt ihr es geschafft. Da allerdings seid ihr allein. Und Robby, ich rate dir zu singen, und denke dabei: ‚Wir kommen sicher nach Hause', und keines der in den dunklen Gründen lebenden Ungeheuer wird euch etwas anhaben können."

Nach diesen Worten wurden die Wellen des Meeres hochgepeitscht – die Schwanzschläge der Ungeheuer sollten Robby und Robbine erschrecken. Sie aber sprangen mutig ins Meer – im gleichen Augenblick spielten alle Meeresinstrumente den Abschiedsgruß. Dann war alles still – ruhig – konzentriert. Friedvoll schwammen Robby und Robbine der Heimat zu. Kaum störte sie das Rollen in der Tiefe des Meeres, auch behielten sie im schwärzesten Wasser die Richtung bei, sie schwammen unbeirrt ihren Weg, voller Vertrauen auf das Ziel. Und dies erreichten sie schneller, als sie gedacht hatten. Am Morgen des siebten Tages brach flutendes Sonnenlicht durch die Dunkelheit, und in der Abendsonne dieses Tages erreichten Robby und Robbine ihr Heimatland.

Auf einer Seehundbank vor Sylt lagen und saßen viele Seehunde. Sie bellten zornig auf, als sie die Neuankömmlinge erblickten, und wollten ihre Landung verhindern. Aber der älteste ging ihnen entgegen mit den Worten: „Nun kommt ihr endlich, ich habe Euch erwartet." Robby erkannte seinen Vater, den König der Seehunde, und erzählte ihm seine Geschichte. Seine Mutter war auch da. Er sprach und sang so gut und so wunderschön, daß sich alle Seehunde um ihn scharten. Nach dem Abschied des alten Königs wählten deshalb alle Seehunde Robby zum König und Robbine zur Königin. Denn einen so klugen, singenden, denkenden, liebenden und über der Situation stehenden Seehund hatten sie noch nicht zum König gehabt. Alle Seehunde feierten ein großes Fest, sie robbten, tanzten, hörten das Singen und waren froh. Als der Vollmond am Himmel stand und wiederum das Meer weit hinaus glänzte, fielen alle Seehunde in einen glücklichen Schlaf.

# „Was möchtet Ihr denn?" –
# Ein Beitrag zum autogenen Training

von Michael Eberlein

Wie ein junger Arzt, mein Sohn Michael, der vor und während des Medizinstudiums zehn Jahre in meiner Praxis und im Rahmen der Deutschen Gesellschaft für Gesundheitsvorsorge mitarbeitete, das AT sieht, erlebt und vermittelt, schildert der nachfolgende Beitrag „Was möchtet Ihr denn?".

Verständlicherweise finden sich in diesem Beitrag einige Passagen, die im Buch schon enthalten sind.

## Einführung

Da das AT auch von fachlich qualifizierten Psychologen und Pädagogen vermittelt werden kann, haben wir (die DGGV) ein besonderes Ausbildungsprogramm geschaffen. 154 Lernstunden sind erforderlich, um ein Zertifikat zu bekommen, mit dem sie auf der Basis des Grundlagentrainings fähig sind, Entspannungs- und Konzentrationshilfen weiterzugeben. Bei den Kindern handelt es sich um verhaltensauffällige und unkonzentrierte Schüler, deren Zahl immer größer wird. Etwa 70% aller Schüler sind davon betroffen. Eltern und Lehrer werden mit dem Problem nicht mehr fertig. Auf die Dauer gesehen werden wir ohne die Hilfe der Pädagogen und Psychologen, die sich hier besonders einsetzen möchten, nicht auskommen, denn die Frage, wie man konzentrations- und leistungsschwachen Kindern helfen kann, steht an.

Wir Ärzte sehen die Notwendigkeit einer dringenden Hilfe, für die wir Assistenten heranbilden müssen.

## Was möchtet Ihr denn?

### Randaktivitäten als Ergänzung zum autogenen Training für Kinder

Schon 7- bis 8jährige Kinder (die Altersgrenze kann nicht starr sein, sondern muß den jeweiligen Entwicklungsstand des Kindes berücksichtigen) sind fähig, AT zu erlernen und sinnvoll einzusetzen.

Es hat sich nun aber – daß zeigt die langjährige Praxiserfahrung – als äußerst sinnvoll erwiesen, das AT für Kinder mit ergänzenden Maßnahmen zu verbinden. Da wäre z.B. die Pantomime zu nennen, das schöpferische Gestaltungs- und Bewegungsspiel, Rollenspiele mit sozialem Hintergrund, Malen und Zeichnen, Musiktherapie, Feste und ergänzende Elterngespräche.

Es sei hier aber noch einmal klar und unmißverständlich darauf hingewiesen, daß diese zusätzlichen Programmpunkte selbstverständlich *kein* AT an sich sind, sondern davor oder danach – von erfahrenen Übungsleitern gruppendynamisch angelegt – eine praxisnahe Ergänzung darstellen.

Wie sieht das nun in der Praxis aus?

Eine Gruppe Kinder, die unter Leitung eines Arztes in das AT eingewiesen wird, kommt ein- oder zweimal wöchentlich zusammen. In den Arbeitsgruppen „Autogenes Training mit Kindern" der Deutschen Gesellschaft für Gesundheitsvorsorge haben wir die Erfahrung gewonnen, daß im allgemeinen 1 ½ Stunden pro Woche ausreichend sind. Davon entfallen eine halbe Stunde auf das AT (ohne Einzeltherapie) und eine Stunde auf die ergänzenden Maßnahmen.

Die Kinder (maximal 15, am besten 8) kennen sich, haben sich aneinander gewöhnt. Sie kommen aus der Schule, von zu Hause. Viele sind nicht ausgelastet, hatten keinen Sport oder – in der Großstadt – wenig Gelegenheit, sich richtig auszutoben.

Hier kann das schöpferische Gestaltungs- und Bewegungsspiel eingesetzt werden, wie gesagt, schöpferisch-phantasievoll. Also nicht etwa so: „Wir machen jetzt Bodengymnastik, Kniebeugen, Kerzen usw.", sondern vielleicht – es kommt auf die Situation, auf das Alter der Kinder und andere Faktoren an – so: „Wir sind auf einem Schiff im Sturm, das Schiff schwankt in der tobenden See (alle schlittern schwankend im Raum), wir müssen ganz hoch springen, um die Segel einzuziehen, dann kräftig rudern, Wasser pumpen, schwimmen!"

Meerestiere (Verwandlung), Krebsgang, Wasserschlange – der Phantasie des Übungsleiters und der Kinder sind kaum Grenzen gesetzt.

Sinn und Ziel solch eines Bewegungsspiels ist es, zu lösen, zu entspannen und zu entkrampfen. Es ist daher sinnvoll, es am Anfang einzusetzen – Verkrampfungen werden gelöst oder doch zumindest teilweise abgebaut.

Jetzt kann man nach der Devise „Was möchtet Ihr denn?" andere Programmpunkte anbieten, zur Wahl stellen. Es können die anfangs genannten sein, aber auch andere, die sich vielleicht aus der speziellen Situation (Räumlichkeiten, Möglichkeiten, Schwerpunktarbeit) erst ergeben (Abb. 6).

Wichtig ist: es darf nicht nach einem monotonen Schema vorgegangen werden, immer wieder müssen Phantasie, Spontaneität und Kreativität der Kinder gefordert werden. Alles, was die Kinder einengt, ist zu unterlassen. Von Anfang an ist klarzustellen, daß der Spiel- bzw. Übungsleiter kein Lehrer mit Notenbuch ist, daß das Programm

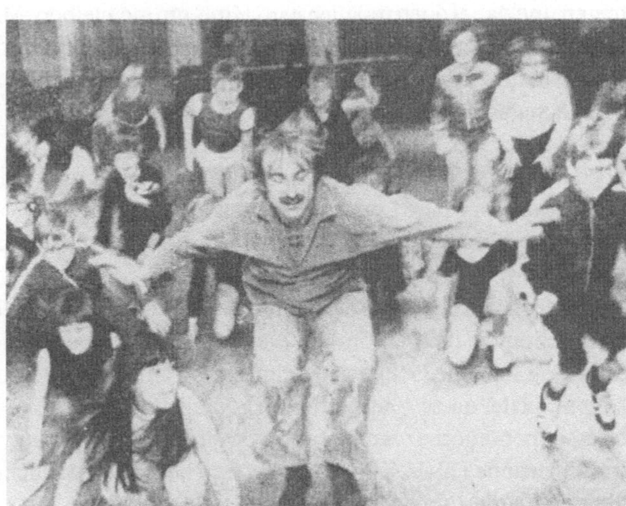

**Abb. 6.** Die Devise heißt schlicht: „Was möchtet Ihr denn?"

jederzeit von der Mehrheit der Kinder umgestaltet oder modifiziert werden kann, daß es beim Malen keine Zensuren für „schöne" oder „schlechte" Bilder gibt.

Das heißt natürlich nicht, daß jetzt jeder und alle machen können, was sie wollen, toben, schreien, nur Unsinn.

Da kommt es auf das Fingerspitzengefühl des Übungsleiters an, den vielleicht gar nicht so unsinnigen „Unsinn" durch geschickte Lenkung in sinnvollere Wege zu überführen.

Es kann also durchaus vorkommen, daß in einer Stunde im meßbaren, im nachprüfbaren Sinn nicht viel geschieht und daß trotzdem diese Stunde durch die gewonnene Selbsterfahrung der Kinder ihre Berechtigung hatte.

Das schöpferische Gestaltungs- und Bewegungsspiel – die *Pantomime* – ist für sprachgestörte Kinder gut geeignet, die am Anfang manchmal Hemmungen haben, sich verbal – etwa im Spontantheater – zu äußern. Hier haben sie ohne zu sprechen die Möglichkeit, sich freizuspielen, die anderen belächeln sie nicht, im Gegenteil, sie stehen – in der Einzelpantomime oder in der Gruppenpantomime – im Brennpunkt des Interesses. Auch hier ist die Phantasie kaum eingeengt, immer wieder neue Berufe, Tätigkeiten, später auch spezielle Gesichtsausdrücke entstehen – sprachlos, nur durch Gestik und Mimik –, sind von den andern zu erraten und haben daher im Rahmen der Gesamtgruppe einen hohen Wert.

Von der Pantomime führt ein beinahe logischer Schritt zum *Sprechtheater*, zum *Spontantheater* und zum *Rollenspiel*.

Das Rollenspiel muß in der Gruppenarbeit mit Kindern seinen festen Platz haben, unbewältigte Konflikte, Ängste, Probleme in Elternhaus und Schule kommen im sozialen Rollenspiel „spielend" an den Tag. Das Kind z.B., das weitaus häufiger als die anderen Negativrollen aus seiner direkten Umwelt (Elternhaus oder Schule) übernimmt, hat mit Sicherheit dort spezielle Probleme und versucht, sich jetzt spielend davon zu befreien, oder – umgekehrt – überspannt das Spiel, zieht es bewußt in den witzig-grotesken Bereich.

Hier kann der Übungsleiter – z.B. wenn Spiele wie Ehekrach, turbulente Familienfeier, Klassenarbeit, Zu-spät-nach-Hause-Kommen auf dem Programm stehen, d.h. von den Kindern selbst gewünscht wurden – positiv einwirken, zur Konfliktbewältigung beitragen und dabei doch möglichst im Hintergrund bleiben. Manchmal kann man das Spiel durch einen Kurzbeitrag „ankurbeln", ihm neuen Zündstoff geben (etwa durch ein provokatives „Na ja, Mädchen sind nun mal dümmer", oder was auch immer im Moment gerade angebracht sein mag).

Wenn sich ein klärendes Gespräch über die eben spontan gespielten Tagessituationen noch – freiwillig – anschließt, ist das Rollenspiel erfolgreich gewesen, besonders wenn sich daraus spontane Lernprozesse entwickeln, Vorurteile abgebaut werden (Mädchen sind nicht dümmer, auch mit dem Gastarbeiterkind kann ich spielen, Schule muß nicht „doof" sein).

Das soziale Rollenspiel ist aus den genannten Gründen sehr wichtig – auch hier gilt das eben schon für die Pantomime Gesagte: Der Wert des Spieles ist hoch, es dürfte nicht schwierig sein, die Gruppe zu animieren. Zahlenmäßig sinnvoll erscheinen 3- bis 4-Personen-Spiele, da es sonst zu unübersichtlich wird. Schule, Krach auf der Familienfeier oder – abenteuerbezogene – meuternde Schiffsbesatzung bieten Gelegenheit, die gesamte Gruppe (10–15 Kinder) einzubeziehen, aber im allgemeinen ist es sinnvoller, mit kleinen Untergruppen zu arbeiten.

*Freies Malen* kann in jeder Stunde angeboten werden, da es andere Aktivitäten nicht stört und befreiend wirkt. Zwar kann man durchaus auch themenbezogen malen lassen (und selber mitmalen!): Sommer, Traumwiese, Kinder aus aller Welt –, doch auch hier gilt: alles vermeiden, was nach Kunstunterricht aussieht. Mit dieser Anmerkung soll keineswegs der (Kunst)unterricht generell kritisiert werden – es soll nur nochmals auf den in dieser Arbeit möglichen Gegensatz zum leistungs- und lehrplanorientierten Malen hingewiesen werden. Also – große Papierbögen, alte Tapetenrollen, Fingerfarben, Fasermaler mit dickem Strich oder Kreide; anstelle des Papiers darf (im Sommer) schon auch einmal der Körper bemalt werden, vorausgesetzt die Farben sind ungiftig.

So etwas kann mit einem Fest verbunden werden (Sommer-, Karnevalsfest). Die Kinder der Gruppe kennen sich, haben Vertrauen zum Übungsleiter, die Zeit ist nicht auf 1½ Stunden begrenzt.

Feste sind (genau wie für Erwachsene) eine willkommene Abwechslung im (Schul)alltag, fördern Kreativität und soziales Verhalten, machen Freude. Feste bieten auch die Gelegenheit, mit den Eltern der Kinder zu sprechen. Sie werden mit eingeladen (auch die Väter), sitzen gemütlich zusammen und besprechen mit den Ärzten, Psychologen und mit dem Gruppenbetreuer das weitere Programm, tauschen Erfahrungen aus und werden – wenn Probleme aufgedeckt worden sind – auf diese hingewiesen.

Nur wenn das ergänzende „rückgekoppelte" Gespräch mit den Erziehungsberechtigten, ggf. auch mit Lehrern und Hausärzten der Kinder, regelmäßig stattfindet, ist eine sinnvolle Gesamttherapie möglich.

Auch muß bei allen Beteiligten die Bereitschaft vorhanden sein, über anstehende Probleme frei und ungeschminkt zu sprechen, Ratschläge anzunehmen, auf der anderen Seite berechtigte Kritik zu akzeptieren; nur dann wird diese Art der Arbeit mit Kindern auf Dauer befriedigend und erfolgreich sein.

## Praxisorientiertes Gerüst

Die Teilnehmer der Gruppe oder der Vorsorgegruppe „Autogenes Training für Kinder und Jugendliche" (9–15 Jahre) treffen ein, Mädchen und Jungen, z.B. im Altersbereich 9–11 Jahre.

Kurzes Wochengespräch, jeder erzählt, was an guten und schlechten, langweiligen und aufregenden Dingen in den vergangenen 8 Tagen passiert ist (ggf. wird ein Kurzprotokoll geführt).

Die Gruppe einigt sich – nach Alternativvorschlägen – auf ein Bewegungsspiel (s. Text, z.B. „Schiff", „wilde Tiere", „Katzen gegen Hunde"), Ballspiele, Tobespiele.

Der Drang nach Bewegung wird befriedigt, nicht unterdrückt, verschnaufen – ausruhen – nun zum AT.

## Autogenes Training für Kinder

Durch vorangegangene Bewegungsspiele oder Pantomime sind die Kinder entkrampft, gelöst, locker, eine günstige Voraussetzung für eine erfolgreiche Durchführung des AT.

Eine halbe Stunde ist vergangen – aus der Spannung des Tages sind die Kinder in die tiefe Entspannung des AT geführt worden.

Wir sprechen zusammen über das Erlebte, über das, was wir gespürt haben oder – falls (bei kleineren Kindern) von der Spannung des Tages über die Spannung der Geschichte, z.B. eines Märchens, in die Entspannung übergeführt wurde – über die erlebte Traum- bzw. Märchenreise.

Wer will, kann nun malen und so seine Eindrücke verarbeiten oder Spontantheater bzw. Pantomime spielen (s. Abschnitt „Randaktivitäten").

Bevor die Gruppe auseinandergeht, sollten alle gemeinsam etwas tun, über den Nachmittag sprechen. Anregungen für das nächste Mal geben, Kritik äußern, ganz zum Schluß noch ein kleines Spiel spielen, das die gesamte Gruppe einschließt (z.B. Schmusekiste, Känguruhwetthüpfen).

Die Gründe der Kinder für ihre Teilnahme am AT und an den ergänzenden Maßnahmen sind unterschiedlich. Grundsätzlich kann man jedoch sagen, daß die Kinder (oder ihre Eltern) mit den Umwelteinflüssen nicht fertig werden. Naturgemäß stehen Schulprobleme und Probleme im Elternhaus im Vordergrund. Wenn ein 12jähriges Mädchen auf die Frage, was ihr denn in der Schule am meisten Spaß mache, ohne zu zögern erst einmal antwortet: „Mein Durchschnitt ist 3–4" (eine Quartanerin, nicht etwa eine Abituranwärterin), dann ist das besorgniserregend.

Wenn im Wochengespräch bei den „guten" und „schlechten" Ereignissen zunächst ausschließlich Noten genannt werden (Mathe zwei, Biologie fünf), dann ist das erschreckend, das ist dann das sog. „Mittagsverhör". Als wenn es in einer Woche nichts Wichtigeres als Notenspiegel gäbe! (Im Rollenspiel liegen daher bezüglich der Häufigkeit die Schulspiele noch vor Darstellungen des Familienlebens.)

Große Chancen bietet die außerschulische Arbeit als Ergänzung zur Schule. Wenn der Übungsleiter mitgeht, mitmacht, sich nicht absondert, sondern vorlebt, mit „die Segel einzieht und das Wasser pumpt", dann ist er überzeugend und gewinnt spielend Vertrauen. Vertrauen aber ist die wichtigste Voraussetzung für eine positive Durchführung der ergänzenden Aktivitäten zum AT für Kinder. Die Dinge müssen sich entwikkeln, im Gruppenprozeß sind wir in der glücklichen Lage, uns nicht an einen Stunden- oder Rahmenplan halten zu müssen. Es gilt schlicht die Devise:
*Was möchtet Ihr denn?*

Wenn wir es schaffen, Freude zu vermitteln, Probleme „spielend" zu lösen, Mut und Selbstvertrauen der uns anvertrauten Kinder zu stärken, ist viel gewonnen.

Wenn es gelingt, im Gespräch aufklärend über die „geheimen Verführer" zu berichten (warum raucht „plötzlich" die halbe Schulklasse?), Mechanismen wie den Gruppendruck, Nachahmungsgesten usw. (der Vater ist erwachsen, der „darf" rauchen, ich – das Kind – will auch erwachsen sein) zu erkennen, ist schon etwas erreicht. „Etwas" im Sinne einer Gesundheitsvorsorge für Kinder, die Körper und Seele berührt, Geist und Gemüt anspricht.

## Anleitungen für Übungsleiter
(gegeben im Rahmen eines Seminars)

Um das AT bei Kindern erfolgreich zu vermitteln, bedarf es einiger Fähigkeiten, die über das rein technisch Formale der Methode hinausgehen – Fähigkeiten, die beim Psychologen und Pädagogen aufgrund seiner Ausbildung bereits angelegt sind oder entwickelt wurden.

Genauso wie man einen Unterricht trocken und farblos, lehrbuchhaft vermitteln kann oder aber im Idealfall faszinierend lehrt – damit optimale Lernerfolge bei seinen Schülern erzielt – spielt die Art und Weise des Unterrichten im AT eine wesentliche Rolle bezüglich des Erfolges.

Erste und wesentlichste Voraussetzung – neben pädagogischen Fähigkeiten – ist die korrekte Beherrschung der Übungen des AT, die geistig-körperliche Verinnerlichung. Sie sind Basis, die Ihnen selbst Sicherheit und Ruhe vermittelt. Die Ruhe, die Sie auf die Ihnen anvertrauten Schüler übertragen, wirkt sich bei übernervösen, lernschwachen, unkonzentrierten Kindern positiv aus. Dabei geht es um Kinder, die normalerweise gesund, über einen normalen Intelligenzquotienten verfügen, aber trotzdem verhaltensauffällig sind. Sie unterliegen dem Alltagsstreß und reagieren mit nervösen Störungen, die es abzubauen gilt.

Das AT – wie man es kennt – kann man Schülern nicht einfach überstülpen. Es soll in seiner Grundlage situations- und altersgerecht angelegt werden (vgl. bitte Hinweis: Was möchtet Ihr denn?).

## Unterrichtsgestaltung

Aus der nunmehr langjährigen Erfahrung im Umgang mit Kindern ergeben sich folgende Richtlinien:

*1. Gruppenstärke*
Sie arbeiten mit kleinen Gruppen; 5–7 Schüler sind ideal, allerhöchstens sollte die Gruppe 10 Teilnehmer haben.

Es versteht sich von selbst, daß die Gruppen altersgerecht zusammengestellt werden; 6- bis 8-/8- bis 12-/12- bis 15jährige.

*2. Räumlichkeiten*
Der Raum für die Übungen sollte
– von äußeren Störeinflüssen (Lärm) weitgehend geschützt sein,
– möglichst behagliche, gemütliche Atmosphäre ausstrahlen,
– weder zu hell, noch zu dunkel und
– wohlig temperiert sein.

*3. Zeitplan für ein Jahr*
– pro Woche eine volle Stunde,
– 4 Monate Grundlagentraining,
– 3 Monate Intensivübungen,
– 3 Monate Wiederholung und Programmierung.

*4. Voraussetzungen für die Durchführung des AT*
a) Für den unterrichtenden Psychologen oder Pädagogen:
   eine Bestätigung über die Teilnahme an einem Erste-Hilfe-Kurs.
b) Für den Schüler:
   ein Gesundheits-Attest des Hausarztes, aus dem hervorgeht, daß keine organischen Erkrankungen vorliegen.
c) In jeder Schule – und damit auch für den Pädagogen – sollte ein Arzt erreichbar sein.
d) Ausreichender Versicherungsschutz muß vorliegen.

*5. Absicherung gegen Zwischenfälle während der Kurse*
Da bei den Randaktivitäten (Spielen, Laufen, Toben) Unfälle passieren können, ist der Versicherungsschutz zu überprüfen und ggf. auf eigene Veranlassung sicherzustellen!

Vermitteln Sie bitte nur das Grundlagentraining mit seinen Entspannungsübungen.

Die Therapie organischer Störungen bleibt dem Arzt vorbehalten (keine Aufnahme in die Gruppe!).

Bei Zwischenfällen, die im Rahmen von Wachstumskrisen durch funktionelle Kreislaufschwächen gelegentlich auftreten, sollten Sie Erste Hilfe leisten können (entsprechende Lagerung).

## Bewegung

AT – eine Methode der konzentrativen Selbstentspannung – beinhaltet Entspannung im körperlichen und seelischen Bereich. Daher sind zu Beginn des AT Maßnahmen sinnvoll, die den Zustand der körperlichen Entspannung fördern.

Das Pendant zur Entspannung ist die Spannung. Bewußt herbeigeführt, trägt sie zum körperlich-seelischen Wohlbefinden bei.

### Natürliche Bewegungsformen

Natürliche Bewegungsformen laufen ohne Hilfsmittel ab und sind altersgerecht – z.B. Tierimitationen (wie Känguruhhüpfen).

### Spielkiste

Für jüngere Kinder und als Weg zum Rollenspiel – z.B.: Ein Kind steht etwas erhöht und ruft ein Wort und damit einen Begriff in den Raum, den die andern Gruppenteilnehmer aufnehmen und darstellen (Hampelmann, Schlangen-, Lauf-, Spring-, Tanz-Schleichkiste usw.).

Alle Kinder lernen von selbst, sich frei – ihrer Vorstellung entsprechend – zu bewegen.

Diese Spielkiste führt zu Bewegungsspielen, kreativem Gestalten und Rollenspiel. Dies ist eine der Möglichkeiten, die Angst abzubauen und somit die Konzentration zu steigern. Immer sollte man die Bewegung bei Kindern fördern. Deshalb sind Bewegungsspiele als Randaktivitäten zum AT sinnvoll. Dabei kann man Gehen und Laufen im Wechsel gestalten und Laufspiele machen. Die Gruppe lernt sich besser kennen. Die Kinder wachsen zusammen – dies ohne sportlichen Ehrgeiz, ohne irgendwelche Leistungsansprüche.

Die Angst wird abgebaut, die Konzentration gesteigert.

### Kreatives Tun und Gestalten

Was hat Pantomime, was hat freies Malen mit der Vermittlung des AT zu tun? Das fragen Sie sich vielleicht, und diese Frage wird Ihnen mit Sicherheit von den Eltern der Ihnen anvertrauten Schüler gestellt.

Der Grund für die Teilnahme am AT ist meist Konzentrations- und Leistungsschwäche. Infolgedessen steht im Vordergrund das Lehren der Entspannungsübungen und im folgenden das Üben der Konzentration.

Um das Programm optimal zu gestalten, ist ergänzend Bewegung in vielerlei Formen erforderlich. AT und Bewegung sind die beiden Faktoren, die zusammengehören und eine Einheit bilden.

Bewegung, aber auch andere Randaktivitäten sind wesentliche Bestandteile jeder Unterrichtsstunde – sie sind sozusagen der „Schlüssel zum Schloß", der die Kinder für das AT aufschließt.

## Bewegung nach Musik (Schallplatten oder Kassetten)

Die musikalische Form wird von der Gruppe ausgewählt – ganz gleich, ob es sich um klassische Musik, Instrumentalmusik, Jazz oder Folklore handelt, immer kann sie in die Ruhe, in die Entspannung führen. Das sollten Kinder auch durch individuelles Gestalten bewußt erleben.

### Musikgestalten und -erleben

Dies ist ein wesentlicher Einstieg in das AT für Kinder.

Das erhöht die Aufnahmefähigkeit für die ruhige Konzentration der Übungen. In diesem Sinne wirkt sich die Musik durch im Umgang mit Orffschen Instrumenten aus.

Vom Gong ausgehend erleben die Kinder das Glockenspiel, den Triangel, das Xylophon und vieles andere, was zum Hineinhorchen führt.

Dabei tritt die Außenwelt zurück, die Kinder widmen sich dem Augenblick, dem „Hier und Jetzt", von wo aus mit den Übungen zum AT begonnen wird.

### Umgang mit Musikinstrumenten

Bestimmte Musik läßt sich in Bewegung umsetzen, oder besser noch, beide bilden eine Einheit, wie z.B. in der Jazzgymnastik.

Aber auch klassische Musik und Unterhaltungsmusik motivieren zur Bewegung.

Ruhige, fließende Musik führt zur tiefen Entspannung und ist ein Weg zum AT.

Kinder können ihre Musikinstrumente mitbringen und lernen, wie man sich danach bewegen kann. Man muß nicht Musikerzieher sein, um mit Musikinstrumenten aktiv Bewegungselemente zu verbinden.

Auch „unmusikalische" Kinder werden angesprochen – hier bietet sich das „Orffsche Musikinstrumentarium" (in Schulen vorhanden) an.

Die Konzentration auf die Klangkörper stimmt in die Ruhe ein und fördert von innen her die Dynamik der Persönlichkeit. Wie klingt Holz, wie Metall, wie Glas, wie lange hört man den Ton des Triangels nachschwingen, wer hört ihn am längsten? Dies sind Konzentrationsübungen, die sich im Lernbereich auswirken.

## Optische Hilfsmittel – Bilder, Poster, Diapositive, Film

Ein Bild wird betrachtet, Landschaften werden erlebt – Meer, Wiese, Wald –, und aus der Erinnerung Erlebtes wiederholt sich in der Vorstellung:
- Die Kinder sehen das Meer mit dem weiten Strand, Muscheln, Fischerboote,
- auf der Wiese die vielen bunten Blumen.

Dies sind Einstimmungsbilder zum AT, die die Übungen vorbereiten.

## Spiele

Das introvertierte, gehemmte Kind bekommt Gelegenheit, sich „freizuspielen" – allein oder in der Gruppe. „Spielend leicht von Angst befreit", so nenne ich Spiele, in denen sich Kinder mit Alltagskonflikten auseinandersetzen und diese im Idealfall im Spiel überwinden.

**Spiegelspiel**

Das Kind spielt die Rolle des Erwachsenen (Vater, Mutter, Lehrer) in der Familie, wobei oft die Schwächen des Erwachsenen zum Vorschein kommen. Sie werden gespielt, und dieses Spiel ist ein Spiegel des Leben, denn hier spielt das Kind Situationen nach, die ihm spontan einfallen – Alltagssituationen, Erlebnisse, die in der Erinnerung negativ haften.

Dem Gegenüber – dem betreffenden Erwachsenen – „fällt es dann wie Schuppen von den Augen". Das „Aha-Phänomen" wird wirksam.

Ein solches Spiel ist psychologisch außerordentlich wichtig und bedeutet einen Schritt auf dem Weg zur Persönlichkeitsentfaltung für beide Seiten – Kinder und Erwachsene. Wesentlich ist die daraus resultierende positive Einstellung von Kind und Erzieher.

Dieses Erlebnis ermutigt uns immer wieder, solche Spiele durchzuführen. Hierbei sind notwendige Voraussetzungen:
- Die Gruppenmitglieder müssen untereinander vertraut sein.
- Der Gruppenleiter sollte erst an die Durchführung solcher Spiele herangehen, wenn er selbst genügend Erfahrungen über mögliche Auswirkungen hat. Er sollte sich bei diesen Spiegelspielen selbst als Darstellungsobjekt zur Verfügung stellen, um auch sein eigenes Verhalten zu kontrollieren.
- Die Eltern/Bezugspersonen sollten bereit sein, frei und unvoreingenommen mitzuwirken.

**Rollenspiel**

Beim Rollenspiel geschieht im Prinzip das gleiche. Hier wirken mehrere Personen mit – der Gang der Handlung wurde vorher skizziert.

Themen eines Rollenspiels sind:
- Schulstunde,
- Klassenarbeiten,
- Verhältnis zum Lehrer,
- Situation nach Übergabe der Arbeit,
- Situation in der Schule und zu Hause,
- der Empfang des Kindes zu Hause bei schlechten Arbeiten in der Schule,
- Wie reagieren Vater und Mutter? Wird gestraft?
- Was fühlst du?

*Anregungen.* Wenn man das einzelne Kind beim Spiel aufmerksam beobachtet und sich dabei bestimmte Dinge immer wiederholen, kann man die möglichen Schwerpunkte des Konflikts erkennen.

Wichtig für diese Art von Spielen: Nie etwas erzwingen oder manipulieren, vollkommen frei von Wertungen sein. Es gibt keine Kinder und keine Gruppen, die die gestellte Aufgabe „gut" oder „schlecht" lösen!

Das Spiel läßt sich in einem Protokoll zusammenfassen. Man kann darüber sprechen, wodurch die aufgezeigten Probleme besser erkannt und gelöst werden können.

Dabei ist festzustellen, daß in ca. 70% der Fälle Verhaltensauffälligkeiten in Angst begründet sind.

## Malen

Malen und Zeichnen aus Freude, frei und unbefangen, bewirken Entspannung und damit eine Vertiefung des AT.

Geschieht das Malen mit Musik, werden besondere kreative Kräfte geweckt, die als Eigenerlebnis zum Tragen kommen und somit bei der Charakterreifung gestaltend mitwirken.

In das Malen können sich die Kinder über die Farben so vertiefen, daß sie in ihren Bildern leben.

Auch auf diesem Weg werden Ruhe, Schwere und Wärme erspürt und dann in der ergänzenden Übung durch die Entspannung in der Atmung abgerundet.

## Gruppengespräch

Jede Woche werden die Kinder in der Gruppe aufgefordert, ihre Erlebnisse – traurige oder schöne – zu schildern, wiederzugeben, was sie beeindruckt hat.

Mit Hilfe eines stichwortartigen Protokolls, mit dem man später eine Langzeitübersicht hat, ist es möglich, den Schwerpunkt der wichtigsten Ereignisse festzuhalten und zu beobachten, wie sie sich verschieben.

Die Gespräche in der Gruppe – ganz gleich, ob dabei über zu Hause oder über Ereignisse in der Schule berichtet wird, sollten „blitzlichtartig" erfolgen, langatmige Erklärungen sollten vermieden werden.

Aus all den geschilderten Randaktivitäten zum AT für Kinder und Jugendliche ist ersichtlich, daß dem Spiel, dem „Homo ludens" die Priorität gilt.

Je leichter, gelöster der eine oder andere Programmpunkt der Randaktivitäten stattfindet, um so intensiver wird die Entspannung des AT wirksam – um so größer das Erfolgserlebnis.

## Vorbereitung und Randaktivitäten

Das AT kann durch Randaktivitäten vorbereitet werden, sowohl spielerisch-kreativ wie auch intellektuell durch Gespräche mit entsprechenden Erklärungen (Gruppengespräch).

## Physiologische Zusammenhänge

Wesentlich ist es im AT auch, physiologische Zusammenhänge im Körper zu erklären – wobei das Alter der jungen Teilnehmer zu berücksichtigen ist.

## „Autogen"

„Autogenes Training" ist ein aus sich selbst heraus erzeugtes Üben, wobei in der Ruhe die Körperschwere und – daraus folgend – die Wärme übertragen wird, d.h. die Muskeln werden angesprochen, gelöst, entspannt, die Gefäße werden erweitert und damit die Durchblutung erhöht.

Das Informationsbedürfnis über das Geschehen im eigenen Körper ist erwartungsgemäß altersabhängig stark unterschiedlich.

Das jüngere Kind erlernt spontan und ohne Schwierigkeiten die Ruhe – auch wie sich Schwere und Wärme in seinem Körper einstellen.

Bei älteren Kindern ab 12 Jahren sollte das vegetative Nervensystem, das Zusammenwirken seiner beiden Anteile Sympathikus und Parasympathikus, erklärt werden. Die Auswirkung psychischer Situationen auf Organe sollte angesprochen werden:
– Was passiert, wenn Du beim Schwindeln erwischt wurdest und Dein Gesicht blitzschnell errötet?
– Welche Gefühle hast Du im Körper, z.B. im Bauch, wenn etwas Unangenehmes passiert?

Bei jeder der genannten Belastungen kommt es über das Zusammenwirken beider Nervenanteile zu vegetativ gesteuerten Organreaktionen (vgl. Eberlein 1976, 1977, 1979). Dabei wird bei Streß unterschieden zwischen Eu- und Disstreß, aktivierendem und nervenzerreißendem Streß.

Ältere Schüler – ab 12 Jahre – werden am besten durch Experimente von der Wichtigkeit der Entspannung überzeugt:
– Wie hebt sich ein Kind, das gelöst, entspannt ist, vom Boden auf, wie,
– wenn alle Muskeln angespannt sind?

Dazu sollten vier Personen (zwei an den Armen, zwei an den Beinen) den Teilnehmer aufheben. Obwohl das Gewicht unverändert bleibt, wird die betreffende Person leichter im gespannten Zustand gehoben.

Das „– Schwer, gelöst, entspannt –" wird in der Schwereübung voll miterlebt.

Lassen Sie das Kind einen Arm oder ein Bein eine Weile hochhalten, so stellen sich Ermüdungserscheinungen ein. Liegen der Arm, das Bein dann wieder bequem, folgt eine wohlige Schwere der Glieder, gefolgt von einem Wärmegefühl und Prickeln in beiden Armen und Beinen (Handinnenflächen, Beine, Fußsohlen warm).

Hier kommt zum Ausdruck, wie der Übende im AT sein Gefäßsystem in die Hand bekommt, damit eine Durchblutungsförderung der gesamten Organe des Körpers erfolgen kann.

Diese Einstellungen allerdings müssen später in der „Praxis der Selbsthypnose" erlernt werden.

Das Wärmeerlebnis im Entspannungstraining kann mit Hilfe der Temperaturmessung nachgewiesen werden, wobei die Körpertemperatur um 0,3–2 °C ansteigen kann, gemessen an der Fingerbeere.


## Vermittlung des autogenen Trainings

Die Vermittlung der Übungen sollte in völliger Ruhe erfolgen, damit sie zur Erholung führen können.

Während die Übungen als Suggestivtraining vorgesprochen werden oder von den Kindern selbst – autogen – geübt werden, muß es möglichst ruhig sein.

Die Konzentration auf die Stille und zum Kontakt auf Geräusche kann spielerisch erreicht werden – z.B. durch Geräuscheraten:

Alle Kinder liegen bereits in der Entspannungshaltung auf dem Rücken, gelegentlich auch in der Seitenlage.
– Ruhig, gelöst, entspannt –

Jetzt nehmen die Kinder Geräusche wahr. Lichtschalter gehen an und aus, Geldstücke oder Schlüsselbunde fallen auf den Boden, ein Gong ertönt, ein Glöckchen läutet; wie klingt Holz, wie klingt Glas, wie Metall?

Von dieser Beobachtung aus leiten Sie – in die Ruhe, in das AT über.

Bei einer Strandlandschaft z.B. sieht man das sanft bewegte Meer, Wellen rollen an den Strand – auf und ab, hin und her –, Wolken ziehen ruhig am Himmel. In der Ferne sieht man ein Schiff, Dünengräser wehen im Wind, leise klingt das Rauschen der Wellen.
– vollkommen ruhig, gelöst, entspannt –

Wenn es die Witterungsverhältnisse erlauben, ist das Üben im Freien eine angenehme Abwechslung. Auf einer Sommerwiese lassen sich die ersten Übungen durchführen.

Hier wird das AT aus dem unmittelbaren Erleben der Landschaft – Wiese, Blumen, Wald – eingeleitet und vertieft.

Auch kann man Kindern über das Betrachten einer Landschaft in die Entspannung führen.

Dia-Positive mit Landschaften – blühende Wiese, Kornfelder, Bäume – können eine Einstimmungshilfe sein.

Lassen Sie die Kinder eine Weile ein solches Bild konzentriert anschauen, und die Augen fallen von selber zu. Die Bereitschaft für das AT wächst.


## Einstimmung durch Vorstellungen und Bilder

Um bei Kindern bald zum Erfolg zu kommen, sollte man den Weg zum Entspannungstraining über die Vorstellung, über die bildhafte Einstellung wählen.

Jedes Kind weiß, wie es sich in einem warmen Bad fühlt, im warmen Bett oder vielleicht am Strand in der Sonne.

So läßt sich das Wärmeerlebnis aus dem Erinnerungsempfinden ableiten. Dabei ist strikt bei der „Wärme" zu bleiben, der Begriff „heiß" sollte vermieden werden, da er zu unangenehmen Nebenreaktionen führen kann.

Die Vermittlung des AT geschieht zu Beginn am besten durch Einstimmungsbilder, durch Erinnerungen aus den Ferien oder durch Phantasiebilder.

Dieses Bilderleben kann verschiedene Motive haben:
– Meer, Strand, Insellandschaft,
– eine Sommerwiese,
– ein Waldsee mit einer Lichtung,
– sich im Wind wiegende Bäume, Gräser, Schilf,
– eine Berglandschaft.

Hieraus können Sie als Suggestiveinstieg mit den Kindern ein Bild wählen und die dazu passende Geschichte entwickeln.

Wichtig ist es, bei einer Bildvorgabe zu bleiben und nicht während des Trainings zu wechseln.


## Einstimmung mit Musik

Musik ist geeignet, das Ruheerlebnis zu intensivieren.

Die Panflöte, die Orgel trägt den Übenden in unsichtbare Höhen, er schwebt davon. Klassische Musik ist als Einstimmungsüberträger geeignet. Sie bereitet die „Ruhetönung" vor. Die Übungen des AT selbst müssen unverfälscht ohne Untermalung durchgeführt werden; die Musik soll vorbereiten und einstimmen – mehr nicht.

Wohl kann die Musik andere Aktivitäten untermalen.

Bestimmte Rezepte kann man hier nicht geben. Jeder Übungsleiter muß selbst herausfinden, welche Gestaltung das AT bei seinen Kindern erfahren kann. Sie muß sich organisch einfügen, vor allem den Beteiligten Freude machen. Nur so bekommt man den Zugang zu den inneren Kräften, die für die Entwicklung der Persönlichkeit von Bedeutung sind.

# Literaturverzeichnis


Biermann G (1978) Autogenes Training mit Kindern und Jugendlichen. Reinhardt, München Basel
Eberlein G (1976) Autogenes Training mit Märchen. Econ, Düsseldorf
Eberlein G (1977) Autogenes Training mit Jugendlichen. Econ, Düsseldorf
Eberlein G (1979) Ängste gesunder Kinder. Econ, Düsseldorf
Fuchs M (1969) Atem-Entspannungstherapie bei psychosomatischen Störungen von Kindern und Jugendlichen.
Leuner H (1969) Das katathyme Bilderleben (Symboldrama) in der Psychotherapie von Kindern und Jugendlichen.
Schultz IH (1973) Das autogene Training, 14. Aufl. Thieme, Stuttgart